MONOGRAPHIEN AUS DEM GESAMTGEBIETE DER NEUROLOGIE UND
PSYCHIATRIE
HERAUSGEGEBEN VON
O. FOERSTER · BRESLAU · E. RÜDIN · MÜNCHEN · H. SPATZ · BERLIN
HEFT 62

DAS CORPUS GENICULATUM EXTERNUM

EINE ANATOMISCH-KLINISCHE STUDIE

VON

DR. MANUEL BALADO UND ELISABETH FRANKE

INSTITUTO DE CLINICA QUIRURGICA
BUENOS AIRES

MIT 123 ABBILDUNGEN IM TEXT
UND AUF 1 TAFEL

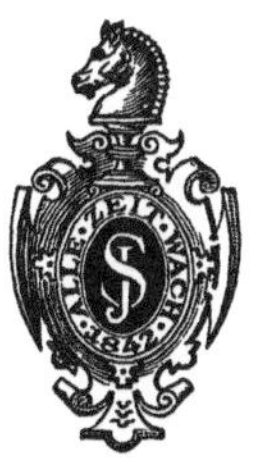

BERLIN
VERLAG VON JULIUS SPRINGER
1937

ISBN-13: 978-3-7091-9635-9   e-ISBN-13: 978-3-7091-9882-7
DOI: 10.1007/978-3-7091-9882-7

Inhaltsverzeichnis.

I. Einleitung.

In der letzten Zeit hat die Erforschung der Sehbahn einen starken Auftrieb erhalten. Dieser ist teils auf die neueren Untersuchungsmöglichkeiten des Gesichtsfeldes, teils auf die zur Erforschung der Degenerationen im Nervensystem verwandte Scharlachrotfärbung, welche eine Nachprüfung der Marchi-Methode erlaubt, und nicht zuletzt auch auf die immer mehr zunehmende Vervollkommnung der Neurochirurgie zurückzuführen. So ist nach mehr oder minder ausgedehnter Entfernung bestimmter Teile der Sehbahn eine exakte Prüfung der Sehleistungen möglich geworden.

Im Zentrum der Sehbahn gelegen ist das Corpus geniculatum externum (abgekürzt: Geniculatum externum) das zwischen Retina und Hirnrinde eingeschaltete Zentrum. Seine wichtige Rolle für den Sehakt, seine Einteilung in Schichten, sein Reichtum an Zellen, veranlaßte uns zum eingehenden Studium dieses Ganglions, wobei wir unser Material an anatomisch-klinischen und klinisch-chirurgischen Beobachtungen verwerteten.

Die Autoren, die sich mit diesem Zentrum beschäftigt haben, sind zahlreich: Cajal untersuchte es vom anatomischen Standpunkt, Monakow und Winkler von einem anatomisch-klinischen aus, während Minkowski, Brouwer und Zeemann das Experiment benutzten.

Die Beziehungen zwischen den Gesichtsfeldern und der Lokalisation der Veränderungen im Geniculatum externum wurden bisher nur selten untersucht. Seit den Untersuchungen von Henschen sind die Fortschritte auf diesem Gebiete nur sehr gering.

Mit dem Problem der Bedeutung und Leistung des Geniculatum externum verknüpft ist das der afferenten und efferenten Bahnen. Für die afferenten Bahnen ist noch heute Henschens Arbeit grundlegend, dessen Feststellungen wir in fast allen Einzelheiten bestätigen konnten; dasselbe gilt für die Beobachtungen von Hippel und von Rönne. Als Endigungsstelle der afferenten Bahn konnten wir auf Grund unserer anatomisch-klinischen Fälle und des Studiums der Entartungen das Pulvinar und die Corpora quadrigemina anteriora ausschließen. Bezüglich des Pulvinars gelangten schon Minkowski, Brouwer und Zeemann zu ähnlichen Schlußfolgerungen. Was die Corpora quadrigemina anteriora anbetrifft, so behaupten wir, daß sie zwar optische Anregungen empfangen, aber nur durch eine efferente Bahn des Geniculatum externum, die wir „*Radiatio cellularum gigantium*" benannt haben.

Das Geniculatum externum besitzt demnach zwei efferente Bahnen, die eine ist die Radiatio optica (oder geniculo-corticale Bahn) und die andere die Radiatio cellularum gigantium (oder geniculo-quadrigeminale Bahn). Unsere Beschreibung der Radiatio optica steht in Übereinstimmung mit den Arbeiten Putnams; Pfeifers Arbeit fehlt die klinische Basis (einen ähnlichen Einwand machte bereits Poljak gegen das Schema von Pfeifer). Was das temporale Knie der Radiatio optica nach MEYER, CUSHING und anderen Autoren, welche die Untersuchungsmethoden der Myelogenese benutzten, anbetrifft, so werden wir an der Hand von Degenerationsstudien und anatomisch-klinischen Fällen zeigen, daß dieser Abschnitt des Fasciculus longitudinalis inferior keine Sehfunktion besitzt. Vom rein klinischen Standpunkt aus sind die Einwände von TRAQUAIR gegen diesen Abschnitt der Sehbahn noch nicht aufgehoben.

Das Vorhandensein der Radiatio cellularum gigantium wurde schon von WINKLER angenommen, der sie in die Radiatio optica einbezieht.

Das Geniculatum externum ist für uns von besonderem Interesse, weil es eines der besten Beispiele der Lehre der cerebralen Lokalisation darstellt. Jede seiner Schichten entspricht einem bestimmbaren Retinaanteil. Die 1., 3. und ventrale 5. Schicht empfangen die Fasern des kontralateralen Auges, während in der 2., 4. und dorsalen 5. die des homolateralen Auges endigen. Der medio-dorsale Teil des Geniculatum externum erhält die optischen Impulse des oberen Anteils der beiden homonymen Retinabezirke, während der latero-ventrale Teil diejenigen der unteren Hälfte der homonymen Retinasegmente erhält. Im zentralen Abschnitt des Geniculatum externum endigen die zentralen Teile der homonymen Retinabezirke.

Diese Gliederung des Geniculatum externum hat außerordentlichen theoretischen und praktischen Wert, da im übrigen Zentralnervensystem kein anderes so kleines nervöses Zentrum vorhanden ist, dessen Funktion mit solcher Genauigkeit festgestellt werden kann. Daher wird wohl der geduldige Leser unsere aufrichtige Begeisterung und die ausführliche Beschreibung dieses interessanten Zentrums entschuldigen.

Herrn Professor O. FOERSTER aus Breslau, Herrn Professor L. MERZBACHER aus Buenos Aires und Herrn Professor H. SPATZ aus Berlin sprechen wir ganz besonderen Dank aus für die freundliche Mitarbeit bei der Berichtigung des Textes.

II. Embryologie.

Beschreibungen des Geniculatum externum im embryologischen Schrifttum sind selten und meist unzulänglich. Das Geniculatum wird als ein Abkömmling der Flügelplatte des Zwischenhirns, Metathalamus genannt, betrachtet (PRENANT, STREETER, HOCHSTETTER, SPATZ). Durch das Studium des Diencephalons von 7 Embryonen in verschiedenen Entwicklungsstadien konnten wir diese Tatsache bestätigen.

Beim Studium der Entwicklung des Augenbläschens und des Augenkelches konnten wir auf die Arbeiten von ASSHETON, FRORIEP, KRÜCKMANN, PES, ROBINSON, SEEFELDER und VON SZILY Bezug nehmen. Die Angaben von BERNHEIMER, SATTLER und HOCHSTETTER über den Ursprung und die Entwicklung des Tractus opticus und des Geniculatum externum konnten wir auf Grund unseres eigenen Materiales erweitern.

Bei einem Fetus von 16 mm Länge, der der Normentafel von KEIBEL und STREETER gemäß, der zweiten Hälfte des 2. Monats der Gravidität entspricht, sind der Nervus opticus, das Chiasma und der Tractus opticus bereits vollständig isoliert erkennbar. Letzterer verläuft anfangs längs der Basis des

Telencephalon, richtet sich dann auf und folgt der äußeren Wand der Flügelplatte des Metathalamus, wie in Abb. 1 zu erkennen ist. Der Tractus opticus hat bei diesem Verlauf antero-posteriore Richtung und seine Hauptachse ist vertikal; erst am Ende des 4. Monats ändert sich die Richtung seiner Achse, und zwar liegt nun der untere Rand innen und der obere außen. Da, wo der Tractus opticus an der Stelle anlangt, an der die Capsula interna in das Mittelhirn eindringt, erkennt man eine Zellanhäufung (Abb. 2) mit undeutlichen Grenzen, die nur schwer von der übrigen Thalamusmasse zu trennen ist. Der Tractus opticus setzt sich noch darüber hinaus fort und endigt in der Nähe des vorderen Vierhügels (Abb. 1).

Im 3. Monat der Entwicklung behält der Tractus opticus seine Richtung und Lage bei; aber das Geniculatum externum hat sich vollständig vom Thalamus unabhängig gemacht, und in seinem Aussehen und seiner Lage ähnelt es sehr dem Geniculatum des Kaninchens und der Ratte, wie sie CAJAL beschrieben hat. Gleichzeitig beginnt das lose Prägeniculatum sich abzuzeichnen; es steht mit der Zona incerta in Verbindung und ist deutlich vom Thalamus getrennt.

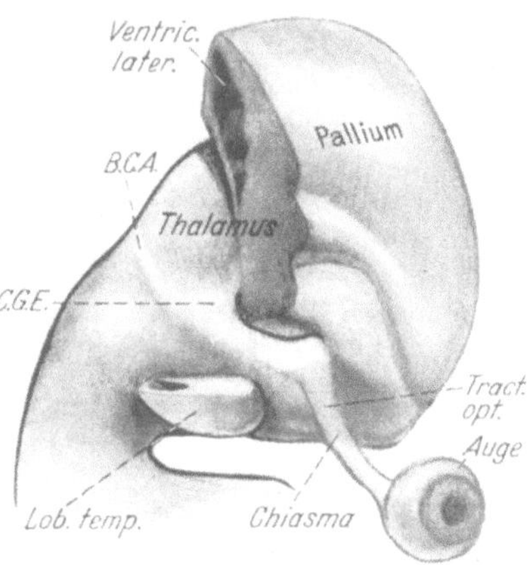

Abb. 1. Halbschematische Rekonstruktion des Gehirns eines menschlichen Embryo von 16 bis 18 mm Länge, dem Ende des 2. Monats entsprechend. Um die Region des Geniculatum externum sichtbarer zu machen, wurde der caudale Teil des Hirnbläschens, der das Mittelhirn bedeckt, entfernt. Man erkennt das Auge mit dem Sehnerven, dem Chiasma anhaftend, den Tractus opticus, der zur Region des Geniculatum externum (*C.G.E.*) zieht, dessen Fasern anscheinend das Brachium conjunctivum anterius (*B.C.A.*) bilden, und der in der Region des späteren vorderen Vierhügels endet.

Bei einem Embryo des 5. Monats ordnet sich der Tractus opticus transversal an, wie es beim Erwachsenen der Fall ist, und gleichzeitig dringen seine Fasern in den frontalen Pol des Geniculatum externum ein; die Einstrahlung dieser Fasern erinnert an die bei dem Affen „Kai", die wir später beschreiben werden. Das Geniculatum zeigt in dieser Periode bereits das gleiche Aussehen wie beim Erwachsenen; es fehlt ihm jedoch die Einteilung in Schichten; die Schicht der Riesenzellen ist noch kaum entwickelt.

Im 7. Monat besitzt das Geniculatum bereits die Form, die wir die endgültige nennen können. Obwohl es noch nicht die Größe des ausgebildeten menschlichen Kniehöckers besitzt, ist doch seine Form und seine Einteilung in Schichten die gleiche, wie bei letzterem; das gleiche gilt für seine Beziehungen zu den benachbarten Organen.

1. Entwicklungsstadium der zweiten Hälfte des 2. Monats.

Dieses Stadium ist in der Arbeit von HOCHSTETTER, 1929, nicht angeführt, der Autor beschreibt diese Gegend erst beim Fetus von 75 mm.

Die halbschematische Rekonstruktion (Abb. 1) zeigt, daß der Augapfel mit der Iris und der Linse bereits vollständig ausgebildet ist, ebenso ist das Chiasma deutlich erkennbar. Die Lage des Tractus opticus ist in Abb. 2 dargestellt; seine Hauptachse ist fast vertikal. Die Zellanhäufung in der Nähe des Thalamus, welche die Basis des künftigen Geniculatum externum bildet, ist nur undeutlich unterhalb der späteren Capsula interna erkennbar.

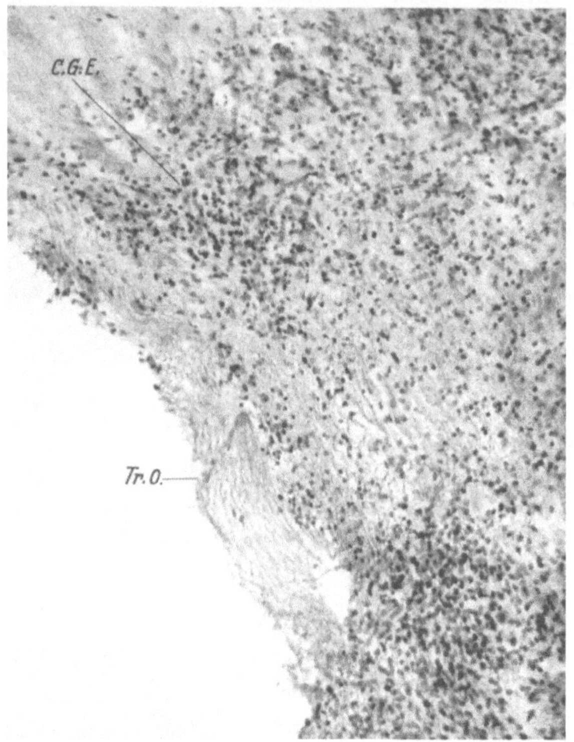

Abb. 2. Querschnitt durch das Hirn eines Embryo von 16—18 mm Länge. Hämatoxylinfärbung; Präparat Nr. 6865; Vergr. 130fach. Der Tractus opticus (*Tr. O.*) besitzt charakteristische fibrilläre Anordnung. Oberhalb desselben ist eine Zellanhäufung zu erkennen, die dem späteren Geniculatum externum (*C. G. E.*) entspricht.

Nachdem der Tractus opticus in Kontakt mit dieser Formation getreten ist, nimmt er seinen Verlauf nach hinten und oben (Abb. 1); seine Endigungsform ist schwer zu unterscheiden.

2. Entwicklungsstadium des 3. Monats.

Das Geniculatum externum des Embryo des 3. Monats hat die Form eines Ovals mit antero-posteriorer Hauptachse, dessen mediale Fläche stark ausgehöhlt ist. Lage und Aussehen erinnern an das Geniculatum des Kaninchens oder der Ratte, wie sie Cajal beschrieben hat (Abb. 4) (s. Hochstetter). Unsere Beschreibung stimmt vollständig mit der Hochstetters überein. Das Geniculatum externum liegt an der lateralen Fläche des Zwischenhirns, in enger Angliederung an den Thalamus. Es stellt ein in transversaler Richtung stark abgeplattetes Oval dar. Sein frontaler Pol ist zugespitzt und im Kontakt mit dem losen Prägeniculatum. Der frontale Teil des ventralen Randes des Geniculatum nimmt die Masse der Tractusfasern auf (Abb. 4—5).

Der Tractus opticus hat eine antero-posteriore Richtung (Abb. 3); seine Hauptachse ist nicht horizontal, wie beim Erwachsenen, sondern vertikal

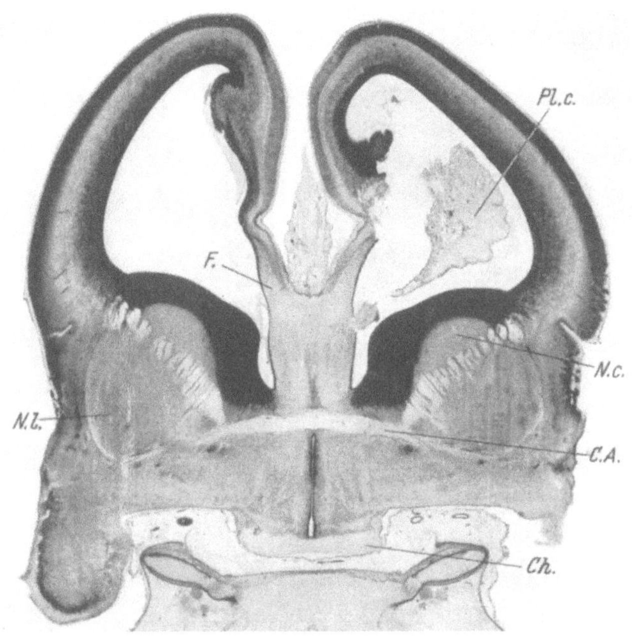

Abb. 3. Querschnitt durch das Hirn eines Embryo vom 3. Monat. Hämatoxylin-Eosinfärbung; Präparat Nr. 6110; Vergr. 5,5fach. *Ch.* Chiasma; *C. A.* Commissura anterior; *N. c.* Nucleus caudatus; *N. l.* Nucleus lentiformis; *F.* Fornix; *Pl. c.* Plexus chorioideus.

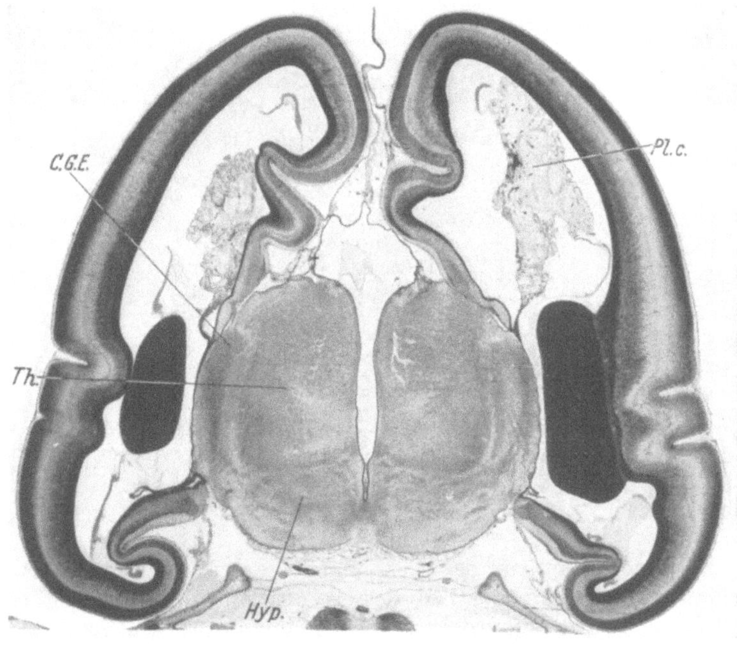

Abb. 4. Etwas caudalerer Schnitt als Abb. 3. Hämatoxylin-Eosinfärbung; Präparat Nr. 6170; Vergr. 5,5fach. *C. G. E.* Corpus geniculatum externum; *Pl. c.* Plexus chorioideus; *Th.* Thalamus; *Hyp.* Hypothalamus.

orientiert, so daß der innere Rand des endgültigen Tractus opticus in diesem
Entwicklungsstadium der untere Rand ist.

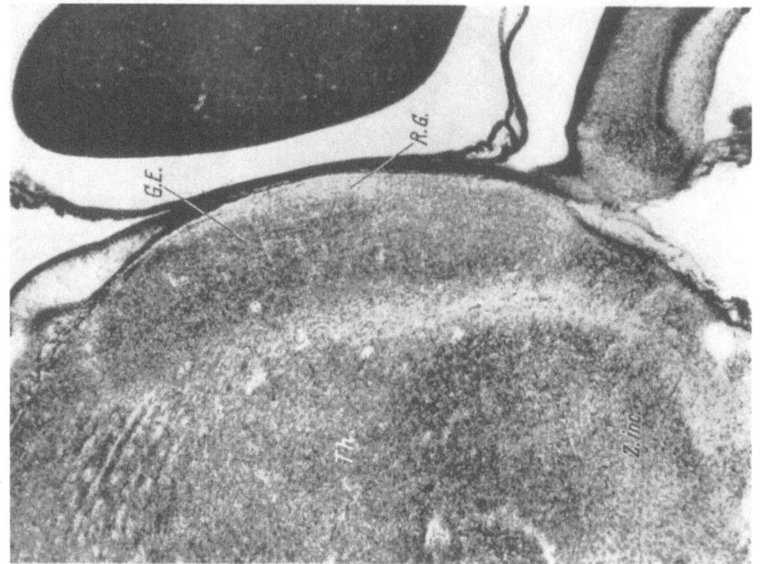

Abb. 6. Mittlerer Teil des Geniculatum externum; Embryo vom
3. Monat. NISSL-Färbung; Präparat Nr. 6180; Vergr. 19,6fach.
G. E. Geniculatum externum; *R. G.* Radiatio cellularum gigantium;
Z. inc. Zona incerta; *Th.* Thalamus.

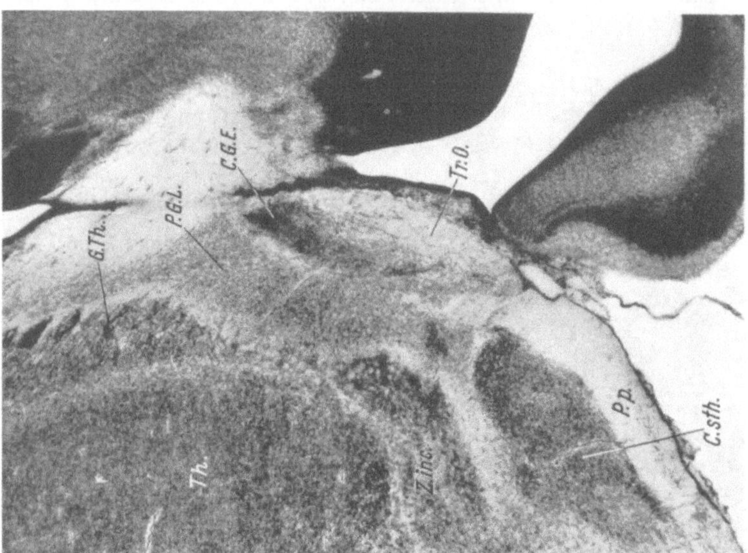

Abb. 5. Embryo vom 3. Monat. Beginn des losen Prägeniculatum an
der medialen Fläche des Tractus opticus. NISSL-Färbung; Präparat
Nr. 6162; Vergr. 19,6fach. *G. Th.* Gitterschicht des Thalamus;
P. G. L. loses Prägeniculatum; *C. G. E.* Corpus geniculatum externum;
Tr. O. Tractus opticus; *P. p.* Pes pedunculi; *Z. inc.* Zona incerta;
Th. Thalamus; *C. sth.* Corpus subthalamicum.

Bevor der Tractus opticus das Geniculatum externum erreicht, erscheint
an der medialen Fläche (dorsaler Teil) desselben eine ovale Formation, die dem
späteren Prägeniculatum entspricht (Abb. 5), und durch deutlich erkennbare
Trabekeln in die Zona incerta übergeht; das Prägeniculatum densum ist in
dieser Periode noch nicht zu erkennen.

Das Geniculatum externum beginnt mit mehreren Spornen (Abb. 5), welche die obere Hälfte des Tractus opticus einnehmen. Die Fasern des letzteren werden nach und nach von oben nach unten und von vorne nach hinten durch die Zellmasse des Geniculatum externum ersetzt (Abb. 6). Auf einer gewissen Strecke nimmt diese Formation nicht die ganze Peripherie des Tractus opticus ein, sondern sie läßt einen Teil der lateralen Fläche frei, der von Tractusfasern eingenommen ist. Im mittleren Teil gelangt das Geniculatum bis an die Oberfläche des Zwischenhirnbläschens und tritt in Kontakt mit der medialen Fläche dieses Hirnbläschens.

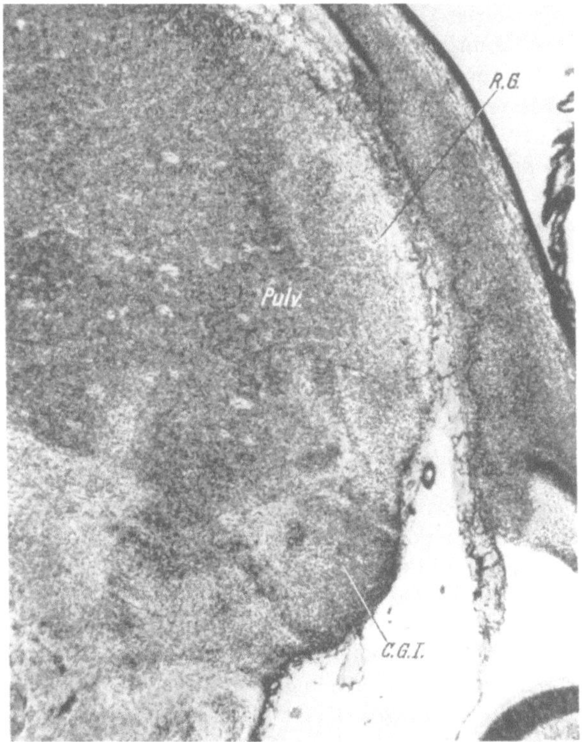

Abb. 7. Caudaler Pol des Geniculatum externum; Embryo vom 3. Monat. NISSL-Färbung; Präparat Nr. 6192; Vergr. 19,6fach. *R. G.* Radiatio cellularum gigantium; *C. G. I.* Corpus geniculatum internum; *Pulv.* Pulvinar thalami.

Im caudalen Drittel der lateralen Fläche des Geniculatum beginnt wiederum ein Streifen von Nervenfasern, der die spätere Radiatio cellularum gigantium darstellt (Abb. 6), und der caudalwärts zum vorderen Vierhügel zieht (Abb. 7).

Das Geniculatum externum ist in diesem Stadium ungefähr 2 mm lang.

In histologischer Hinsicht besitzt es noch nicht den Differenzierungsgrad, den man in späteren Entwicklungsstadien vorfindet, jedoch sind bereits reife Neuroblasten zwischen anderen, in der Hauptsache unreifen Elementen und reichliche Mitosen erkennbar. Die Zellen ordnen sich noch nicht in Gruppen zu dritt oder zu viert an, wie es später der Fall ist, sondern sie sind verstreut.

Der laterale Rand des Geniculatum ist von einem dünnen Fortsatz der Pia mater bedeckt, dem sich die Schicht des zylindrischen Epithels des Ependyms eng anschmiegt, der medialen Wand des Hirnbläschens entsprechend (Abb. 4, 6, 7).

Die Zellen, die das spätere lose Prägeniculatum bilden, besitzen noch nicht die Differenzierung, die sie im folgenden Monat zeigen (Abb. 5).

Im allgemeinen kann man behaupten, daß das Geniculatum in dieser Periode dem der Nagetiere ähnelt und daß in Übereinstimmung mit der Wendung in der Phylogenese (CAJAL, BROUWER), sich ebenso in der Ontogenese diese Wendung um die antero-posteriore Achse vollzieht, so daß der ventrale Rand des Geniculatum des 3.—4. Monats im 5. Monat medial liegt und die laterale Fläche ventral (Translation der Radiatio cellularum gigantium). Diese Wendung ist jedoch nicht vollkommen, die mediale Fläche des Geniculatum bleibt auch in späteren Perioden medial.

Die Homologisierung des losen Prägeniculatum mit dem ventralen Anteil des Geniculatum der Nagetiere halten wir für irrtümlich; eine vorübergehende Ähnlichkeit der topographischen Lage darf nicht mit einer funktionellen Ähnlichkeit verwechselt werden. Wenn man andererseits die Vinkulation des Prägeniculatum dieser Periode eingehend studiert, so ist seine topographische Unabhängigkeit vom Thalamus unverkennbar, während eine deutliche Verbindung zwischen der medialen Fläche des Geniculatum externum und der latero-ventralen Fläche des Thalamus vorhanden ist.

C. VOGT hat bereits dieses Verhältnis zwischen dem losen Prägeniculatum und der Zona incerta bei den Cercopitheken vermerkt, eine Tatsache, die wir bei MAIMON und MANGABEY bestätigen konnten.

3. Entwicklungsstadium des 5. Monats.

Das Geniculatum externum des Embryo im 5. Monat hat ovale Form, seine Längsachse ist antero-posterior, seine ventrale Fläche ausgehöhlt (Abb. 8); es nimmt mit seinem frontalen Pol die Fasern des Tractus opticus auf. Die Einstrahlung dieser Fasern ist eine andere als die, welche wir bei dem Neugeborenen und beim Erwachsenen kennen; sie ähnelt mehr dem Eindringen dieser Fasern bei den in der zoologischen Skala am tiefsten stehenden Affen (Typus Cebus). Die Opticusfasern dringen in das Geniculatum von vorne her ein und verteilen sich im ganzen Kniehöcker, jedoch zeigen sie eine gewisse Vorliebe für den ventro-medialen Teil desselben. Die Fasern werden durch Zellgruppen umschlossen, letztere werden durch 3—4 Zellen gebildet, deren Merkmale wir nachfolgend beschreiben.

Da in diesem Entwicklungsstadium das Geniculatum sein Wachstum noch nicht beendigt hat, sind noch deutliche Karyokinesen erkennbar (Abb. 9). Das Geniculatum besitzt folgende Zelltypen:

1. Zellen mit dunklem Kern und wenigen gefärbten Körnern; das Protoplasma färbt sich intensiv mit basischen Farbstoffen, besitzt jedoch keine NISSLschen Granula.

2. Zellen, deren größerer, heller Kern wenige und große Chromatinkörperchen enthält; das Protoplasma ist etwas heller als das des Typus 1.

3. Zellen mit großem, hellem Kern und deutlich erkennbarem Nucleolus, die den endgültigen Zellen des Geniculatum ähneln (Abb. 9).

Der größte Teil der Zellen, die das Geniculatum externum bilden, gehört dem Typus 1 und 2 an, während die Zellen des Typus 3 nur selten und dann in der Nähe des Pulvinars zu finden sind. Die Zellen sind in Gruppen zu dritt und zu viert zwischen den Fasern des Tractus opticus angeordnet; sie behalten diese Anordnung auch in den caudalsten Teilen des Geniculatum bei, so daß

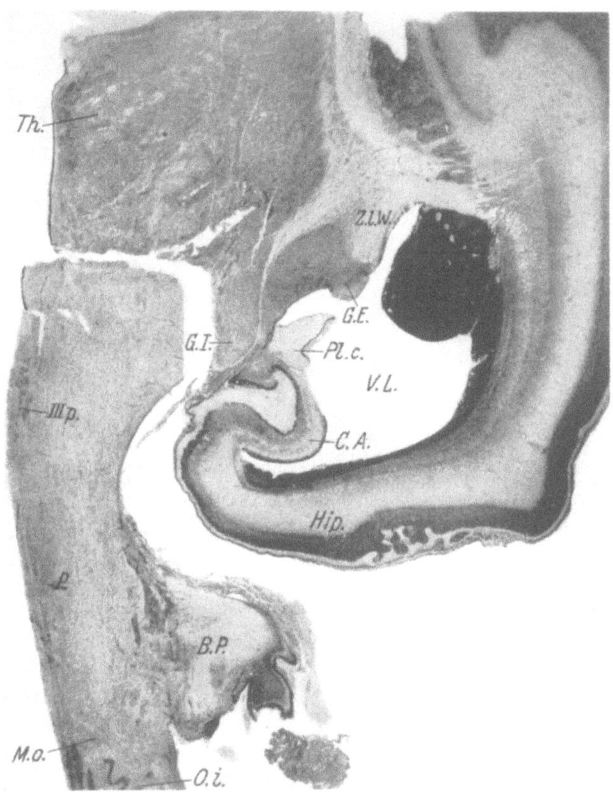

Abb. 8. Übersichtsbild des Encephalon eines Embryo im 5. Monat. NISSL-Färbung; Präparat Nr. 4485; Vergr. 5,6fach. *Th.* Thalamus; *Z. l. W.* Zona lateralis Wernicke; *G. I.* Geniculatum internum; *G. E.* Geniculatum externum; *C. A.* Cornu Ammonis; *Hip.* Hippocampus; *IIIp.* Nucleus oculomotorius; *P.* Pons; *B. P.* Brachium pontis; *M. o.* Medulla oblongata; *O. i.* Oliva inferior; *Pl.c.* Plexus chorioideus; *V. l.* Ventriculus lateralis.

diese Lage nicht nur auf die Nachbarschaft der Tractusfasern, sondern auch auf die Entwicklung und Funktion dieser Zellen zurückzuführen ist. Am frontalen Pol des Geniculatum externum sind große Faserbündel des Tractus opticus mit den Zellen des Kniehöckers untermischt; an der Grenze zwischen dem vorderen und dem mittleren Drittel sind die Fasern des Tractus opticus am ventro-medialen Teil des Geniculatum angehäuft. An dieser Grenze beginnen ebenfalls beide Prägeniculata, das lose und das dichte (Abb. 10).

Schon in diesem Entwicklungsstadium zeigen letztere deutliche Differenzierung; das dichte Prägeniculatum besitzt kleine Zellen, deren intensiv gefärbter Kern große Chromatinkörner enthält und deren Protoplasma starke Zuneigung zu den Anilinfarben zeigt.

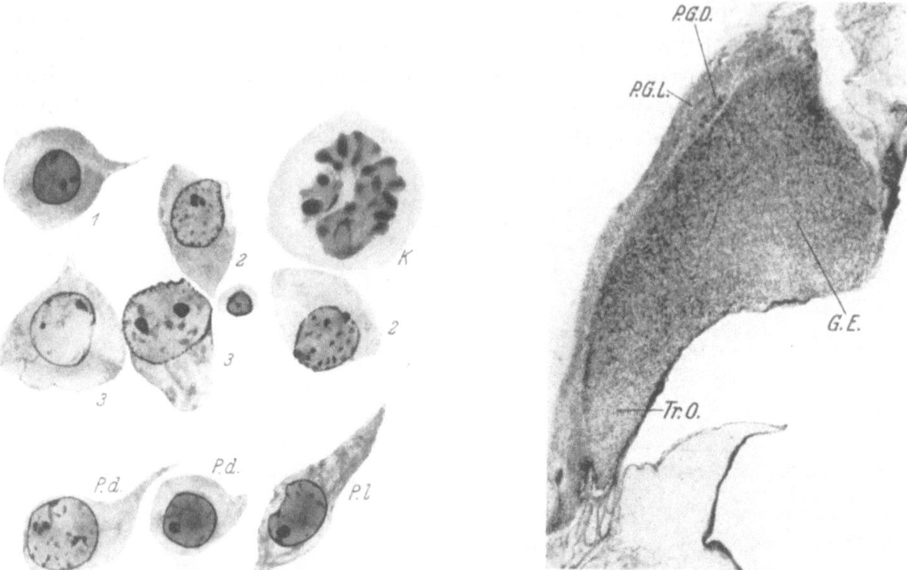

Abb. 9.   Abb. 10.

Abb. 9. Cytologie der Elemente des Geniculatum externum und des losen und dichten Prägeniculatum. Embryo vom 5. Monat. *1* Zelle des Typus 1 des Geniculatum; *2* Zelle des Typus 2; *3* Zelle des Typus 3; *K* Karyokinese; *P. d.* Zellen des dichten Prägeniculatum; *P. l.* Zelle des losen Prägeniculatum.

Abb. 10. Corpus geniculatum externum eines Embryo im 5. Monat. NISSL-Färbung; Präparat Nr. 4456; Vergr. 18fach. *P. G. D.* dichtes Prägeniculatum; *P. G. L.* loses Prägeniculatum; *G. E.* Geniculatum externum; *Tr. O.* Tractus opticus. Die bindegewebige Hülle (Fissura transversa) ist von der Unterfläche des Geniculatum externum losgelöst, so daß dieses scheinbar in den Seitenventrikel hineinsieht.

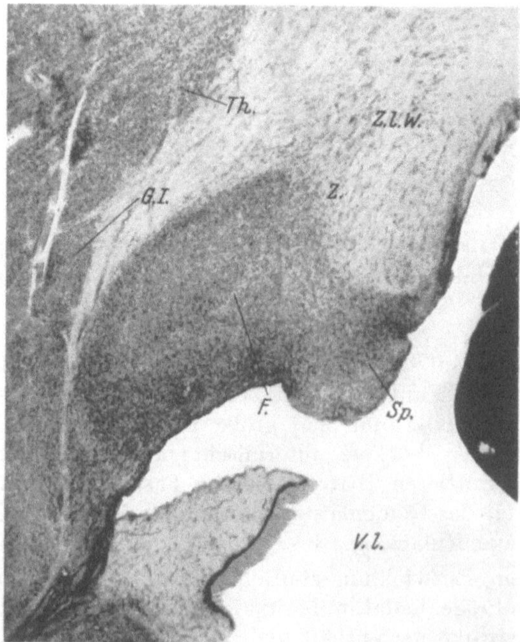

Abb. 11. Geniculatum externum eines Embryo im 5. Monat. NISSL-Färbung; Präparat Nr. 4485; Vergr. 18fach. *Th.* Thalamus; *Z. l. W.* Zona lateralis WERNICKE; *G. I.* Geniculatum internum; *Z.* Zellen, die zum Pulvinar hinziehen; *Sp.* Sporn des Geniculatum externum; *F.* Furchen; *V. l.* Ventriculus lateralis.

Die Zellen des losen Prägeniculatum besitzen einen etwas größeren ovalen Kern, der sich nur schwach färbt, und das helle Protoplasma dieser Zellen teilt sich in lange, verzweigte Fortsätze auf (Abb. 9). Wie beim Erwachsenen erscheinen die beiden Prägeniculata fast gleichzeitig, und ordnen sich in Form einer Kappe am dorso-medialen Teil des Geniculatum an, von dem sie durch die Kapsel des letzteren getrennt sind. Sie endigen am mittleren Drittel des Geniculatum, und die Länge beider Formationen ist fast die gleiche.

Die Struktur des Geniculatum ist im mittleren Drittel fast uniform; man kann einen peripheren Teil, in dem sich die Zellen dicht anhäufen, von einer

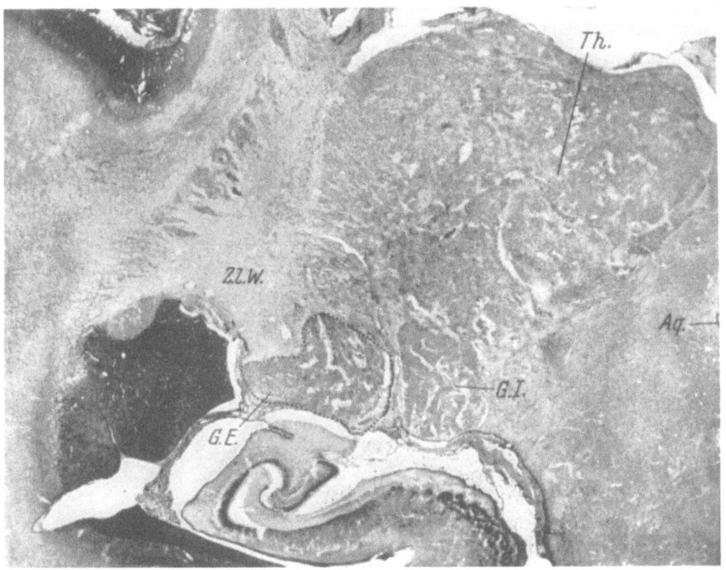

Abb. 12. Querschnitt durch beide Geniculata eines Embryo vom 7. Monat. NISSL-Färbung; Präparat Nr. 5903; Vergr. 6fach. *G. E.* Geniculatum externum; *G. I.* Geniculatum internum; *Z. l. W.* Zona lateralis WERNICKE; *Aq.* Aquaeductus Sylvii; *Th.* Thalamus.

zentralen Portion unterscheiden, in dem die Anordnung in Gruppen charakteristisch ist. An der ventralen Fläche des Geniculatum verläuft eine dünne Faserschicht, welche die Zellen des Geniculatum von der Pia mater trennt (Abb. 11).

In diesem Entwicklungsstadium ist die Teilung des Geniculatum in Schichten noch sehr undeutlich; obwohl einige Faserzüge den Eindruck einer rudimentären Schichtung erwecken, so ist diese doch nur auf einen sehr beschränkten Teil desselben begrenzt. Außerdem unterscheiden sich die Riesenzellen noch nicht von den anderen Elementen des Geniculatum (Abb. 11).

Am medialen Rand des caudalen Drittels des Geniculatum erscheinen vollständig reife Zellen, die durch einen Nervenfaserstreifen von der ventralen Fläche des Thalamus getrennt sind und sich in das Pulvinar fortsetzen.

Bemerkenswert ist ein großer Sporn am ventro-lateralen und caudalen Teil des Geniculatum, der den caudalsten Teil des Kniehöckers darstellt (Abb. 8).

Der caudale Pol des Geniculatum sendet Fortsätze in Form unregelmäßiger Reihen von Zellen zum benachbarten Pulvinar aus.

4. Entwicklungsstadium des 7. Monats.

Wie man aus dem Übersichtsbild (Abb. 12) ersehen kann, sind in diesem Entwicklungsstadium bereits beide Geniculata (äußeres und inneres) vollständig individualisiert und ihre Lage entspricht der endgültigen beim Erwachsenen. Auffallend ist die Größe dieser beiden Gebilde im Verhältnis zum Thalamus; jedoch ist sie wohl leicht zu erklären, wenn man in Betracht zieht, daß das Wachstum des Individuum noch unbeendet ist, während die Sinnesorgane schon fast vollständig ausgebildet sind. Eine besonders bemerkenswerte Modifikation des Geniculatum externum in Beziehung zum Tractus opticus ist das Erscheinen der Sporne, ähnlich wie beim Erwachsenen (Abb. 13). In caudaleren Ebenen zeigt das Geniculatum sowohl gut differenzierte Schichten (Abb. 14) und Furchen, die diese Schichten voneinander trennen, als auch das Auftreten von Riesenzellen. In den caudalsten Ebenen, in denen das Geniculatum internum deutlich erkennbar ist, besitzt das Geniculatum externum einen großen Sporn, und außerdem ist hier bereits die Translation der 5. Schicht, die aus der ventralen Fläche in die mediale übergeht, zu erkennen. Der caudale Pol zeigt die charakteristische Lage des Erwachsenen, nämlich die Einschaltung einer dünnen Schicht einer vom Pulvinar abhängigen grauen Substanz, die das Geniculatum externum vom internum trennt. Diese vom Pulvinar abhängige graue Substanz wird gelegentlich mit dem Geniculatum externum verwechselt.

5. Entwicklungsstadium im 8. Monat.

Außer der Zunahme an Größe ist nur die fast vollständige Myelinisation der Tractusfasern zu vermerken.

Schrifttum.

Assheton: On the development of the optic nerve of vertebrates and the choroid fissure of embryonic life. Quart. J. microsc. Sci. 34 (1893).

Babuchin: Beiträge zur Entwicklungsgeschichte des Auges, besonders der Retina. Würzburg. naturwiss. Z. 4 (1863). — Bernheimer: Über die Entwicklung und den Verlauf der Markfasern im Chiasma. Arch. Augenheilk. 20, 133 (1889). — Brouwer and Zeeman: The projection of the retina in the primary optic neuron in monkeys. Brain 49 (1926).

Cajal: Sistema nervioso del hombre y de los vertebrados, Bd. 3. 1904. — Chievitz: Die Area und Fovea centralis beim menschlichen Fötus. Internat. Mschr. Anat. u. Physiol. 4 (1887).

Falchi: Über die Histogenese der Retina und des Nervus opticus. Graefes Arch. 34 II (1888). — Froriep: Über die Entwicklung des Sehnerven. Anat. Anz. 6 (1891). — Fürst: Zur Kenntnis der Histogenese und des Wachstums der Retina. Lunds Univ. Ärsskrift 40, Afdel Nr 1 (1904).

Hertwig: Lehrbuch der Entwicklungsgeschichte des Menschen und der Wirbeltiere, 10. Ausg. Jena: Gustav Fischer 1902. — His: Atlas de embriologia del hombre. — Hochstetter: Beiträge zur Entwicklungsgeschichte des menschlichen Gehirns. Wien 1929.

Keibel: Normentafeln zur Entwicklung der Wirbeltiere, H. 8 (Mensch). Jena 1908. — Keibel u. Mall: Entwicklungsgeschichte des Menschen, Bd. 2. Leipzig 1911. — Kleczkowski: Untersuchungen über die Entwicklung des Sehnerven. Graefes Arch. 85 (1903). Krückmann: Über die Entwicklung und Ausbildung der Stützfasern im Sehnerven und in der Netzhaut. Klin. Mbl. Augenheilk. 1906.

Müller: Über die Entwicklung des Sehorgans der Wirbeltiere. Festgabe für Ludwig. Leipzig 1874.

Nussbaum: Entwicklungsgeschichte des menschlichen Auges. Graefe-Saemich, Bd. 2, S. 2, Kap. 8. Leipzig 1900.

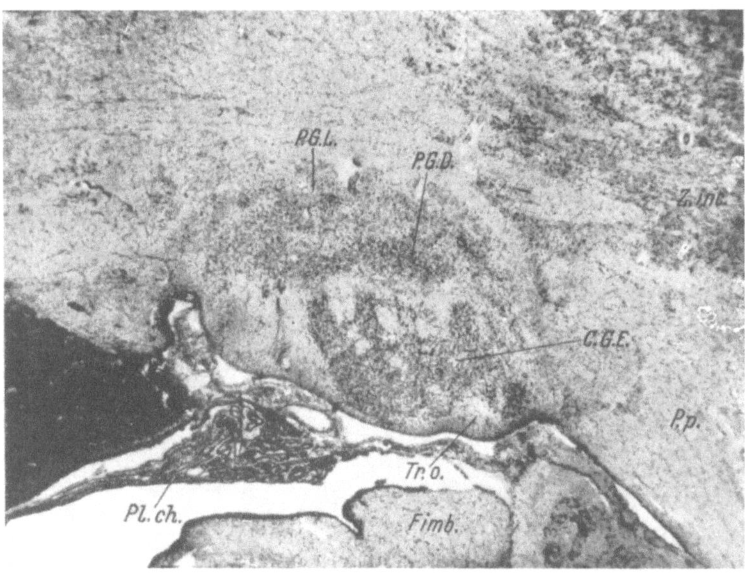

Abb. 13. Frontaler Pol des Geniculatum externum eines Embryo im 7. Monat. NISSL-Färbung; Präparat Nr. 5841; Vergr. 19,6fach. *Tr. O.* Tractus opticus; *C. G. E.* Corpus geniculatum externum; *P. G. D.* dichtes Prägeniculatum; *P. G. L.* loses Prägeniculatum; *Z. inc.* Zona incerta; *P. p.* Pes pedunculi; *Fimb.* Fimbria; *Pl. ch.* Plexus chorioideus.

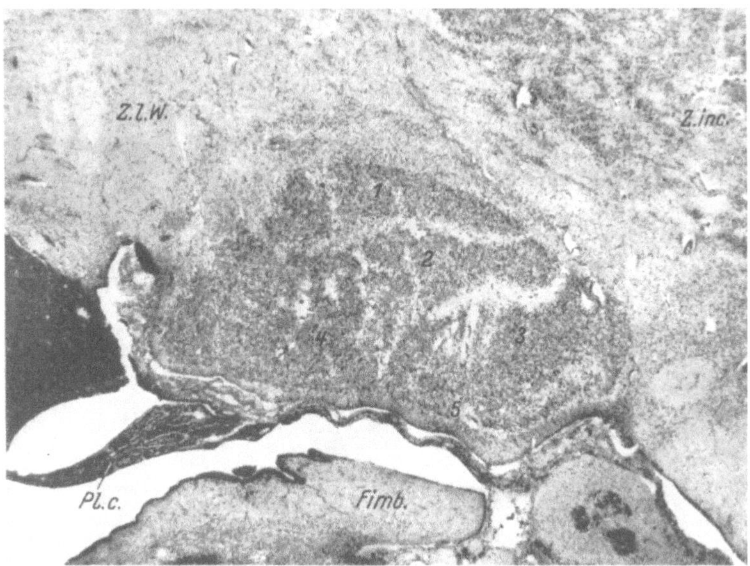

Abb. 14. Frontales Drittel des Geniculatum externum des Embryo der Abb. 12. NISSL-Färbung; Präparat Nr. 5862; Vergr. 19,6fach. Die Nummern bezeichnen die Schichten des Geniculatum externum; die Spaltungen derselben sind ein Kunstprodukt. Zeichenangaben wie in vorhergehender Abbildung.

PES: Breve nota sul'histogenesi del nervo ottico. Ann. Ottalm. **37** (1908). — PRENANT: Developpement du sisteme nerveux. Traité d'anatomie humaine, Tome 3. 1921.

RITTER: Zur histologischen Entwicklungsgeschichte des Auges. Graefes Arch. **10** (1864). ROBINSON: On the formation and structure of the optic nerve and its relation to the stalk. J. Anat. a. Physiol. Lond. **30** (1896).

SATTLER: Über die Markscheidenentwicklung im Tractus opticus, Chiasma und Nervus opticus. Graefes Arch. **90** (1915). — SEEFELDER: Über die Entwicklung des Sehnerveneintritts beim Menschen, zugleich ein Beitrag zur Frage usw. Graefes Arch. **106**, 114 (1921). SPATZ: Anatomie des Mittelhirns. Ontogenese. Handbuch der Neurologie von BUMKE und FOERSTER, Bd. 1, S. 477. 1935. — STREETER: Siehe KEIBEL u. MALL. — STUDNIKA: Untersuchungen über den Bau des Sehnerven der Wirbeltiere. Jena. Z. Naturwiss. **31** (1897). — SZILY, VON: Über die einleitenden Vorgänge der ersten Entstehung der Nervenfasern im Nervus opticus. Graefes Arch. **81** (1912). — Die Deutung der Zusammenhänge der wichtigsten Entwicklungsphasen des Wirbeltierauges. Graefes Arch. **106** (1921).

VOGT, C.: La myeloarchitecture du thalamus du cercopitheque. J. Psychol. u. Neur. **12**.

III. Makroskopische Anatomie.

Das Corpus geniculatum externum des Menschen, das wichtigste der primären Opticuszentren, ist das Endgebiet der Tractusfasern und die Ursprungsstelle

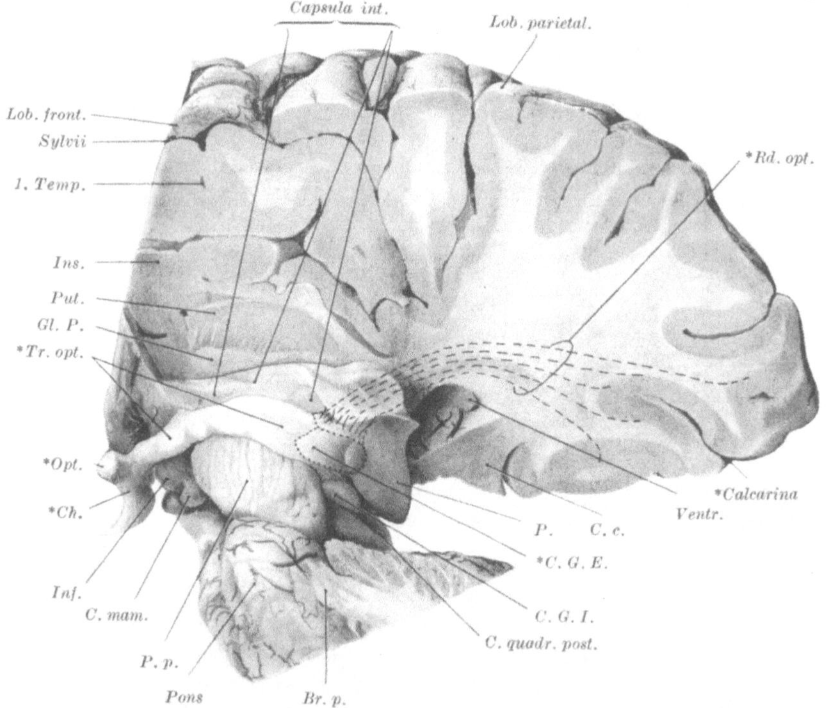

Abb. 15. Übersichtsbild der Sehbahn beim Menschen. Zur deutlicheren Darstellung wurde der linke Temporallappen reseziert. Alle Anteile der Sehbahn sind mit Sternchen bezeichnet.
Lob. front. Lobus frontalis; *Lob. parietal.* Lobus parietalis; *1. Temp.* 1. Temporalwindung; *Ins.* Insel; *Put.* Putamen; *Gl. P.* Globus pallidus; *Tr. opt.* Tractus opticus; *Opt.* Nervus opticus; *Ch.* Chiasma; *Inf.* Infundibulum; *C. mam.* Corpus mamillare; *P. p.* Pes pedunculi; *Br. p.* Brachium pontis; *C. quadr. post.* Corpus quadrigeminum posterius; *C. G. I.* Corpus geniculatum internum; *C. G. E.* Corpus geniculatum externum; *P.* Pulvinar; *C. c.* Corpus callosum; *Ventr.* Ventrikel; *Rd. opt.* Radiatio optica.

der Fasern, die in dem Occipitallappen und in den vorderen Vierhügeln endigen. Es ist demnach als Schaltstelle zwischen der Retina, der Großhirnrinde und den Kernen des Mesencephalon zu betrachten (Abb. 15).

Das Geniculatum ist in übereinanderliegende Schichten gegliedert, die durch Ganglienzellen von verschiedenem Aussehen und verschiedener Funktion gebildet werden. Es weist eine mit den verschiedenen Retina- und Cortexteilen übereinstimmende Differenzierung auf.

Zunächst beschreiben wir den Aufbau des Geniculatum nach einem Wachsmodell, das nach Serienschnitten eines normalen Kniehöckers rekonstruiert wurde. Alsdann werden wir die histologische Struktur der einzelnen Schichten schildern, die mit den folgenden Methoden untersucht wurden: NISSL, SPIELMEYER, BIELSCHOWSKY und der Abwandlung der GOLGI-Methode nach CAJAL.

1. Form und wichtigste Beziehungen des Geniculatum externum.

Das Geniculatum externum hat die Form eines Ovals, dessen untere Fläche zur Aufnahme der Tractusfasern ausgehöhlt ist; es ist ungefähr 10 mm lang, 5 mm breit und 4—5 mm hoch. Seine Längsachse verläuft schräg von vorne nach hinten, von innen nach außen und von oben nach unten (s. Schema

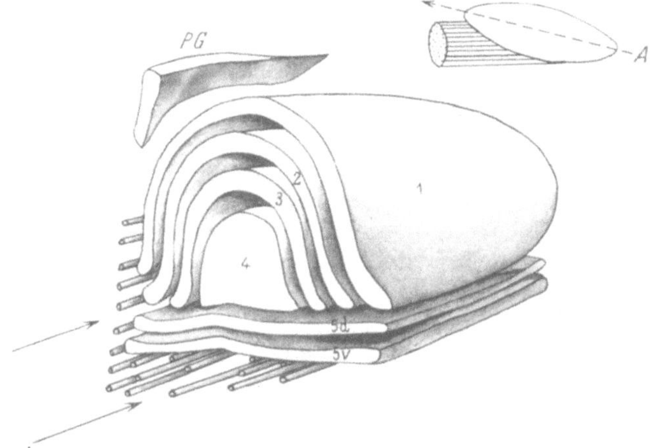

Abb. 16. Schema der Anordnung der Schichten des Corpus geniculatum externum. *1, 2, 3, 4, 5d, 5v* 1., 2., 3., 4., dorsale 5. und ventrale 5. Schicht; *PG* Prägeniculatum. Die Pfeile zeigen die Richtung der Tractusfasern an. *A* Richtung der Längsachse des Geniculatum externum.

Abb. 16). Die untere Fläche, die zum größten Teil den Fasern des Tractus opticus aufliegt, steht in enger Beziehung zur Pia mater der Fissura transversa.

Das Geniculatum besitzt mehrere konzentrische Schichten (sein Aufbau ähnelt dem einer Zwiebel); die äußerste 1. Schicht umschließt die 2., diese umhüllt die 3. Schicht, diese wiederum die 4. Schicht. Diese vier Schichten ruhen auf einer von der 5. Schicht gebildeten horizontalen Platte (Schema Abb. 16); letztere zerfällt in zwei Zellagen: die dorsale und die ventrale 5. Schicht. Unterhalb der ventralen 5. liegt eine dünne 6. Schicht, die sich mit den Tractusfasern vermischt. Diese Benennung der Schichten wurde von ROSE angenommen.

Der äußere Kniehöcker liegt unterhalb der infero-externen Fläche des Thalamus, aber nur sein caudaler Teil steht mit diesem in engerer Beziehung. Das Griseum praegeniculatum, die innere Kapsel, das Geniculatum internum und die Markkapsel des äußeren Kniehöckers trennen ihn vom Thalamus.

Wir machen darauf aufmerksam, daß unsere Beschreibung von vornherein von den klassischen Darstellungen MONAKOWs, WINKLERs und MINKOWSKIs

abweicht. Die beiden erstgenannten Autoren zerlegen das Geniculatum in:
1. den Spornanteil; 2. den Hauptteil oder den Teil des Hilus und 3. den Retinaanteil (MONAKOW 1905) [der Kopf des Ganglion und der Sporn (WINKLER 1918)].

Der Spornanteil entspricht dem äußeren Rande des Geniculatum, der in
einigen Fällen besonders hervortritt und zum größten Teil durch die 1. und
4. Schicht nach unserer Benennung gebildet wird, und öfters einen schmalen
Streifen der 5. Schicht enthält. Die untere Fläche der ventralen 5. Schicht
bildet den Hilusanteil nach v. MONAKOW. Der Retinaanteil (v. MONAKOW) und
der Kopf des Ganglion (WINKLER) entspricht dem oralen Pol des Geniculatum,
der hauptsächlich durch die 1., 2. und 3. Schicht gebildet wird.

Mit Markfasern ausgefüllte Furchen trennen diese Schichten voneinander.
Die Furche A grenzt die 1. gegen die 2., die Furche B die 2. gegen die 3. Schicht
ab; beide zeigen ähnliche Struktur. Die Furche C trennt die 3. von der 4.,
die Furche D die 4. von der 5. Schicht; auch diese Furchen sind von ähnlicher
Beschaffenheit. Wir unterscheiden am Geniculatum externum vier Flächen:
die dorsale, ventrale, mediale und laterale, und zwei Pole, einen frontalen und
einen caudalen.

a) **Dorsale oder obere Fläche** (Abb. 17). Die dorsale, konvexe Fläche des
Geniculatum externum ist frontalwärts durch das Prägeniculatum und caudalwärts durch das WERNICKESche Feld begrenzt, das sie von der inneren Kapsel,
vom ventralen Thalamuskern und vom Pulvinar trennt. Diese Fläche zerfällt
in zwei Abschnitte: einen oralen, welcher die zwei vorderen Drittel umfaßt,
und einen caudalen, der dem letzten Drittel entspricht.

Der durch die 1. Schicht gebildete orale Teil hat am frontalen Pol Fortsätze
oder Sporne (oberer, abgekürzt OSp., und mittlerer, MSp., Sporn). Diese sind
durch deutlich sichtbare Furchen voneinander getrennt, die sich jedoch an der
Grenze zwischen dem oralen und den zwei caudalen Dritteln des Geniculatum
verwischen. Caudalwärts verstärkt sich die Wölbung der dorsalen Fläche.

Der hauptsächlich durch die 4. Schicht gebildete caudale Teil grenzt sowohl
außen als auch innen an die 1. und 5. Schicht. Die 1. Schicht sendet einen
Fortsatz h aus, der caudalwärts umgeschlagen ist und die 2. von der 4. Schicht
vor ihrer Vereinigung trennt. In diesem Abschnitt der dorsalen Fläche erkennt
man drei tiefe Furchen: die äußere A, welche die 1. von der 4. Schicht trennt;
eine mediale D, welche die 4. von der dorsalen 5. trennt; und als letzte die
äußere Furche E, zwischen der dorsalen und der ventralen 5. Schicht. Am
caudalen Pol endet die dorsale Fläche scharf abfallend.

b) **Laterale oder äußere Fläche** (Abb. 17). Die laterale Fläche wird fast
ausschließlich durch die 1. Schicht gebildet, und ist in ihrer ganzen Ausdehnung
mit Ausnahme des oralsten Teiles, dem sich das Prägeniculatum anschmiegt,
vom WERNICKEschen Feld umgrenzt, das die 1. Schicht vom Unterhorn und
der Lamina cornea trennt. An einigen Stellen steht diese Fläche in direkter
Beziehung zur Pia mater der Fissura transversa (unterhalb der Linie X—X be-
zeichneter Teil der Abb. 17). Das orale Ende der externen Fläche des Geniculatum weist drei Sporne auf: den mittleren, MSp, und den äußeren, ESp,
welche von der 1. Schicht ausgehen, und den unteren, USp, der von der 2. Schicht
ausgeht. Der mittlere Sporn an der Grenzlinie zwischen der oberen und der
äußeren Fläche ist dick, jedoch weniger hervortretend als der äußere Sporn;

letzterer ähnelt einer Lamelle, deren innerer und unterer Rand der äußeren Fläche der 1. Schicht eingefügt ist; er bildet dabei eine Rinne K mit nach oben gerichtetem offenem Winkel.

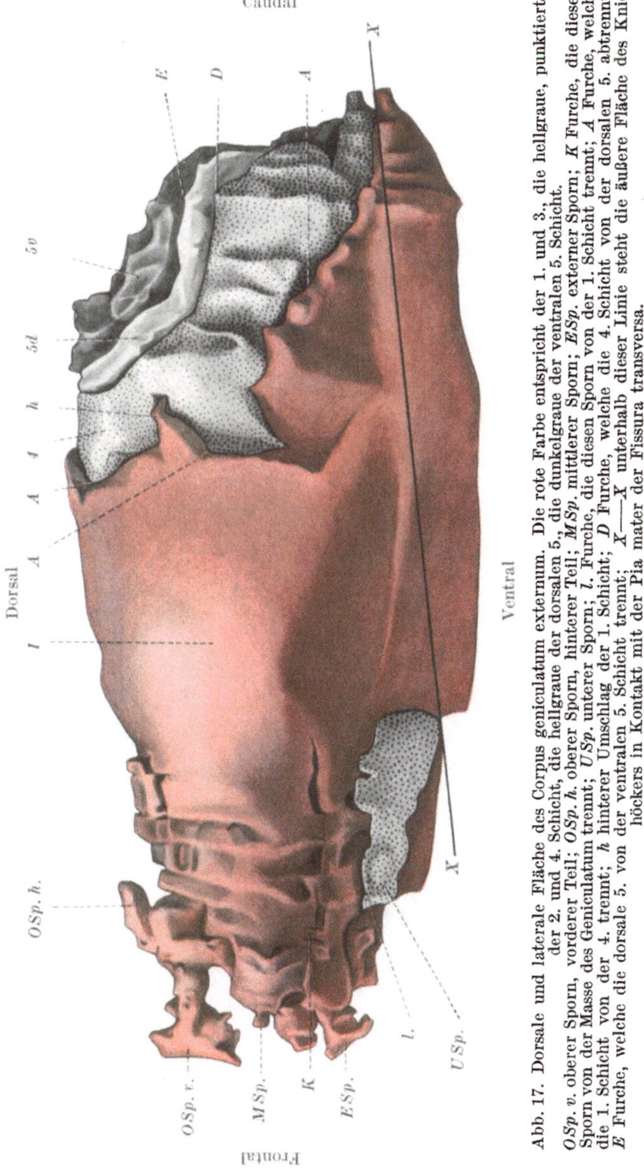

Abb. 17. Dorsale und laterale Fläche des Corpus geniculatum externum. Die rote Farbe entspricht der 1. und 3., die hellgraue, punktierte, der 2. und 4. Schicht, die hellgraue der dorsalen 5., die dunkelgraue der ventralen 5. Schicht. *OSp. v.* oberer Sporn, vorderer Teil; *OSp. h.* oberer Sporn, hinterer Teil; *MSp.* mittlerer Sporn; *ESp.* externer Sporn; *K* Furche, die diesen Sporn von der Masse des Geniculatum trennt; *USp.* unterer Sporn; *l.* Furche, die diesen Sporn von der 1. Schicht trennt; *A* Furche, welche die 1. Schicht von der 4. trennt; *h* hinterer Umschlag der 1. Schicht; *D* Furche, welche die 4. Schicht von der dorsalen 5. abtrennt; *E* Furche, welche die dorsale 5. von der ventralen 5. Schicht trennt; *X——X* unterhalb dieser Linie steht die äußere Fläche des Knie-höckers in Kontakt mit der Pia mater der Fissura transversa.

Der untere Sporn liegt viel weiter zurück als die erstgenannten und breitet sich an der äußeren Fläche der 1. Schicht aus; ein kleiner Ast, der durch eine Öffnung in der 1. Schicht reicht, stellt die Verbindung mit der 2. Schicht her. Der andere Teil der äußeren Fläche ist konkav von oben nach unten. In dem hier beschriebenen Falle war die Konkavität nur gering; in anderen Fällen jedoch kann sie so stark ausgeprägt sein, daß sie einen spitzen Winkel mit der Öffnung nach oben und nach außen bildet.

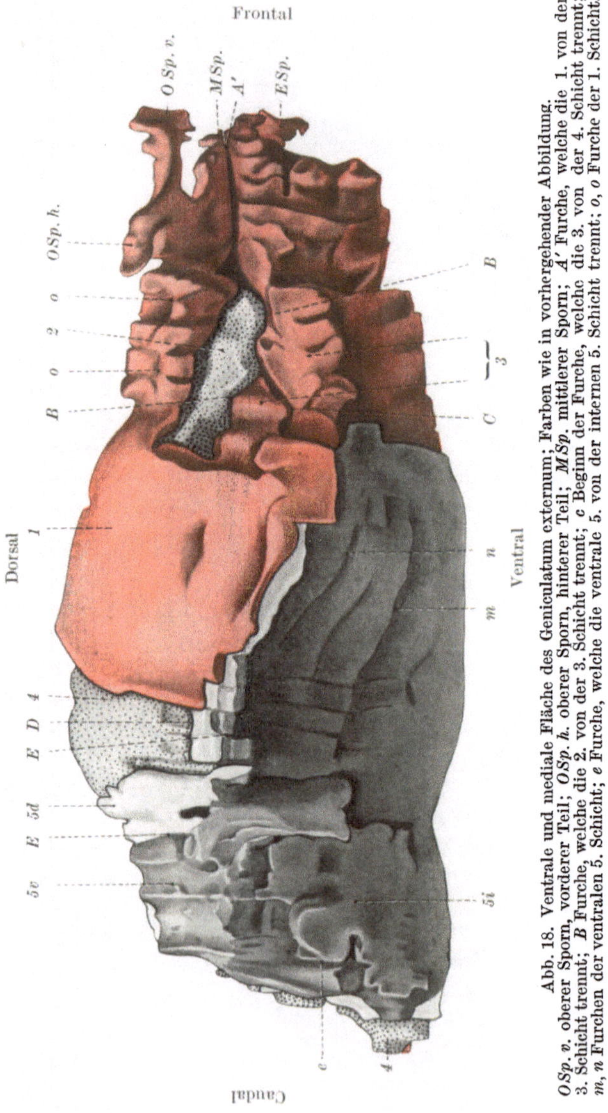

Abb. 18. Ventrale und mediale Fläche des Geniculatum externum; Farben wie in vorhergehender Abbildung. *OSp. v.* oberer Sporn, vorderer Teil; *OSp. h.* oberer Sporn, hinterer Teil; *MSp.* mittlerer Sporn; *A'* Furche, welche die 1. von der 3. Schicht trennt; *B* Furche, welche die 2. von der 3. Schicht trennt; *c* Beginn der Furche, welche die 3. von der 4. Schicht trennt; *e* Furche, welche die ventrale 5. von der internen 5. Schicht trennt; *m, n* Furchen der ventralen 5. Schicht; *o, o* Furche der 1. Schicht.

c) Ventrale oder untere Fläche (Abb. 18). Die frontalen drei Viertel dieser Fläche stehen in direkter Beziehung zu den Tractusfasern, die sie von der Pia mater der Fissura transversa trennen; das letzte Viertel grenzt an die Radiatio cellularum gigantium. Die konkave, ventrale Fläche besitzt die Form einer Kappe; die außerordentlich ausgeprägte Konkavität derselben ist sowohl an der Wachsrekonstruktion als auch in histologischen Präparaten des Geniculatum, gleichviel welcher Schnittrichtung, deutlich erkennbar.

Die ventrale Fläche besteht aus zwei unterscheidbaren Abteilungen, deren oralstes Viertel konvex ist und durch die 3. Schicht gebildet wird. Die zwei folgenden Viertel, durch die ventrale 5. Schicht gebildet, zeigen 2—3 Längsfurchen (m, n), die sich öfters teilen und kleine Teile der 4. Schicht sichtbar werden lassen. Im letzten Viertel verschiebt sich die ganze 5. Schicht auf die innere Fläche des Geniculatum und läßt so die ventrale Fläche der 4. Schicht unbedeckt. Dieses Segment der unteren Fläche der 4. Schicht ist vollständig konvex und reicht fast bis an die Pia mater, da sich die Tractusfasern bereits an der Endigungsstelle der vorderen drei Viertel des Geniculatum erschöpfen.

d) Mediale oder innere Fläche (Abb. 18). Diese Fläche steht in enger Beziehung zu den Tractusfasern, zum Prägeniculatum und zur inneren Kapsel,

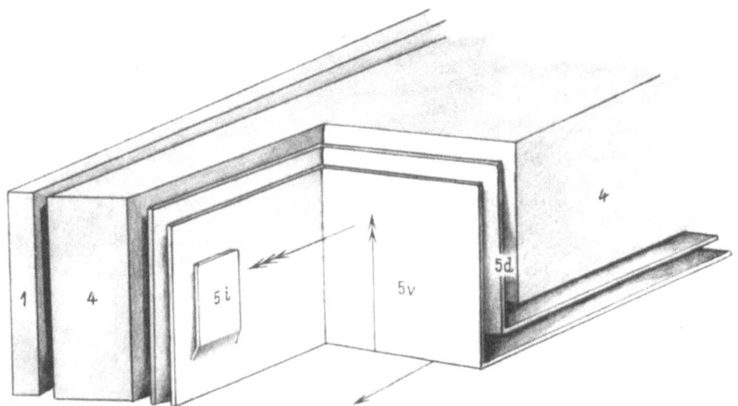

Abb. 19. Schema der 5. Schicht am caudalen Pol des Geniculatum externum.
Der Pfeil mit einer Spitze gibt die horizontale Richtung der dorsalen und ventralen 5. Schicht an. Nach Endigung des transversalen Teiles der 4. Schicht richten sie sich auf und folgen der vertikalen Richtung des Pfeiles mit zwei Spitzen. Zuletzt, immer vertikal bleibend, biegen sie in antero-posteriore Richtung um, siehe Pfeil mit drei Spitzen.

die sie vom lateralen Thalamuskern trennt. Eine Nervenfaserkapsel trennt beim Beginn des Geniculatum internum die beiden Kniehöcker voneinander, während sich caudalwärts, und nur in caudalen Ebenen, ein Keil grauer Substanz vom Pulvinar ausgehend zwischen diese beiden Gebiete schiebt. Nur spärliche Fasern trennen die obenerwähnte Substanz vom caudalen Pol des Geniculatum externum, so daß sie in vertico-transversalen Schnitten (Faserpräparate) leicht mit demselben zu verwechseln ist.

Die mediale Fläche zeigt besonders deutlich das Ineinandergreifen der Zellschichten. Den oralen Pol bildet die 1. und 3. Schicht, durch die Furche A voneinander geschieden. Die 1. Schicht ist mit einem oberen Sporn versehen; er ist von zylindrischer Form und haftet mit einer breiten Basis der 1. Schicht an. Frontalwärts sendet er einen breiten und flachen Fortsatz aus (OSp. v. — 125 μ hoch), und caudalwärts einen kurzen, der in einer Spitze endigt (OSp. h. — 220 μ hoch). Außerdem zeigt die 1. Schicht in diesem Teil einige Längsfurchen (o). Am Ende des oralen Viertels des Kniehöckers wird die 3. Schicht durch die 2. Schicht von der 1. Schicht getrennt.

Im zweiten Viertel des Kniehöckers wird die mediale Fläche ausschließlich durch die 1. Schicht gebildet, die sich vermittels einer leichten Biegung in die dorsale Fläche fortsetzt.

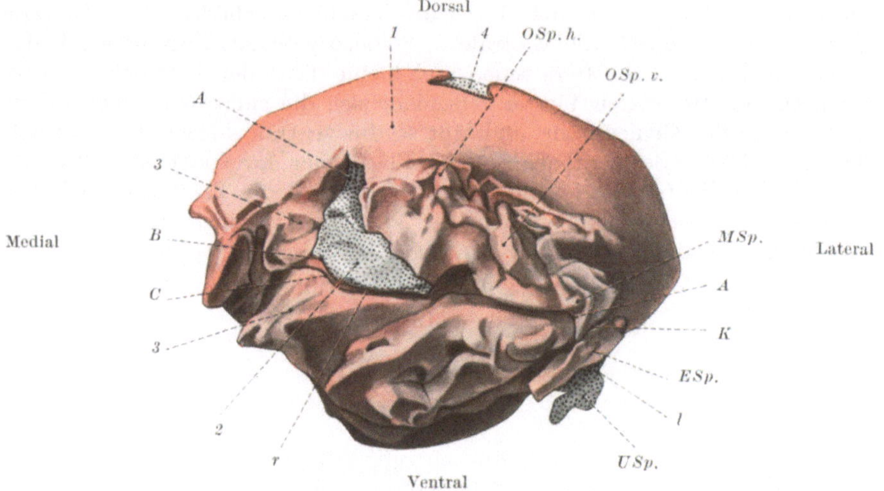

Abb. 20. Frontaler Pol des Corpus geniculatum externum. Zeichenangaben wie in Abb. 17 und 18.

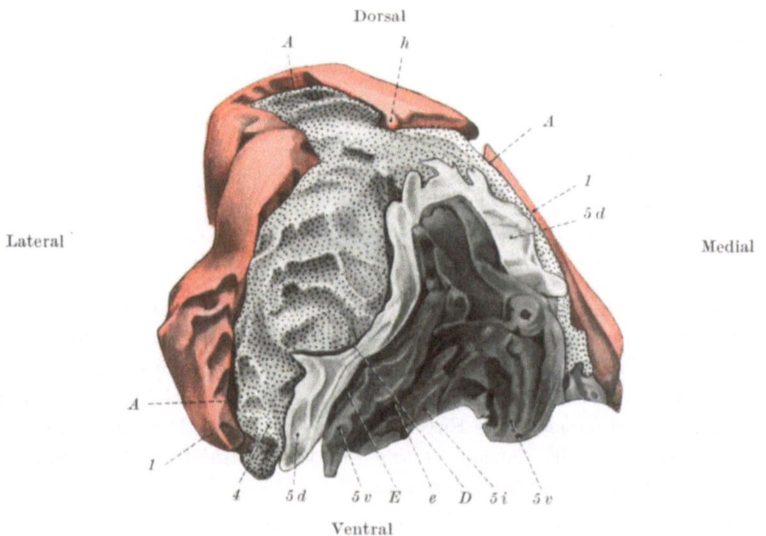

Abb. 21. Caudaler Pol des Corpus geniculatum externum. Farben und Zeichenangaben wie in vorhergehender
Abbildung.

Beim Beginn der zwei caudalen Viertel bricht die 1. Schicht plötzlich ab und auf einer kurzen Strecke wird die 4. Schicht sichtbar, die aber bald von der 5. Schicht verdeckt wird. Letztere biegt vollständig um und verläuft vertikal, nachdem sie eine horizontale Platte an der unteren Fläche des Geniculatum gebildet hat (s. Schema Abb. 19).

Der caudale Rand der 4. Schicht teilt sich in zwei Abschnitte, einen quer- und einen längsgerichteten. Der erstere wird durch die 5. Schicht verdeckt, die anfangs der Richtung der 4. Schicht folgt, dann im rechten Winkel umbiegt und als vertikale Platte die Längsrichtung des caudalen Randes der 4. Schicht einschlägt (Abb. 19).

Die 5. Schicht teilt sich in ihrem horizontalen Teil (Furche E) in zwei übereinanderliegende Schichten, die dorsale 5. und die ventrale 5. Die dorsale 5. ist von der 4. Schicht durch die Furche D und von der ventralen 5. durch die Furche E getrennt. Diese Trennung besteht bis zum caudalen Pol des Geniculatum fort. Sehr oft teilt eine vertikale Furche die ventrale Schicht in zwei Teile; die dadurch gebildete Schicht nennen wir interne 5. Schicht.

e) Frontaler Pol (Abb. 20). Der frontale Pol des Geniculatum nimmt mit seiner medialen und ventralen Fläche die Tractusfasern auf. Die Fasern der Sehstrahlung grenzen ihn gegen das Prägeniculatum und die Capsula interna ab. Den oralsten Teil dieses Poles der 1. und 2. Schicht bilden die obenerwähnten Sporne; den Rest die umfangreiche 3. und die Lamelle der 2. Schicht.

f) Caudaler Pol (Abb. 21). Der caudale Pol ist an der caudal-äußeren Fläche vom WERNICKEschen Feld und an der inneren Fläche vom Pulvinar begrenzt (s. Näheres bei der Beschreibung der inneren Fläche). Mehrere Furchen teilen diesen Pol in fünf Abschnitte: der äußerste entspricht der 1. Schicht, die durch die Furche A von der doppelt so starken 4. Schicht getrennt ist. Die Furche D grenzt die 4. von der 5. Schicht ab; die 5. Schicht zerfällt durch die Furchen E und F in die dorsale, ventrale und interne 5. Schicht.

2. Beschreibung der einzelnen Schichten des Geniculatum externum.

a) 1. und 3. Schicht. Wir beschreiben hier nur die ventrale Fläche der 1. Schicht, da die dorsale, mediale und laterale bereits weiter oben behandelt wurde. Die ventrale Fläche (sie grenzt nacheinander an die 3., 2. und 4. Schicht) bildet einen nach unten geöffneten, stumpfen Winkel, dessen äußere Wand (äußerer Abschnitt) die innere (innerer Abschnitt) um ein Drittel überragt. Frontalwärts flachen sich diese Abschnitte allmählich ab. Die 1. Schicht hat am frontalen Pol einen Durchmesser von 760 μ und am caudalen von 290 μ. Vom oralen Drittel des äußeren Abschnittes geht eine Brücke aus, die im inneren Abschnitt endigt und den caudalen Teil der 3. Schicht bildet (ihr größter Durchmesser beträgt 750 μ).

Die untere Fläche der 1. Schicht ist am frontalen Pol ausgehöhlt und führt den oberen Sporn mit seinen beiden Fortsätzen, den vorderen und den hinteren Sporn von innen nach außen, medialwärts den starken mittleren Sporn, welcher der 3. Schicht aufsitzt (500 μ breit) und am lateralen Rand den äußeren Sporn (300 μ breit, 700 μ hoch).

Außerdem bildet die 1. zusammen mit der 3. Schicht eine ovale Öffnung, mit antero-posteriorer Längsachse, die das Heraustreten des unteren, der 2. Schicht zugehörigen Sporns ermöglicht und deren oberer Rand durch die 1. und deren unterer Rand durch die 3. Schicht gebildet wird (700 μ hoch). Das äußere Segment endigt in einem caudalwärts zugespitzten Winkel, während der kürzere, innere Abschnitt in einen fast vertikalen Rand ausläuft. Dieser vertikale Rand besitzt an der dorsalen Fläche der 1. Schicht einen Einschnitt (oberer Einschnitt). Außerhalb desselben biegt die 1. Schicht um, so daß sie einen Abschnitt der 4. Schicht umschließt. Diesen, von der 3. Schicht unabhängigen Umschlag bezeichnen wir als hinteren Umschlag (500 μ dick). Der andere Teil der 1. Schicht ist konkav und nur 130 μ stark.

Der äußere, leichtgewölbte Abschnitt zieht caudalwärts und schmiegt sich der äußeren Fläche der 4. Schicht an, ist aber stets durch die Furche A von ihr getrennt. Sein Durchmesser beträgt bis zu 800 μ. Der untere Rand (600 μ) des äußeren Segmentes verläuft fast horizontal, der hintere dagegen schräg von vorne nach hinten und von oben nach unten, so daß er mit dem unteren Rand vereinigt in einer Spitze endet; er bildet so den hinteren Sporn.

Die 3. Schicht (Abb. 20), eine solide Masse, bildet den Hauptteil des frontalen Pols des Geniculatum externum. Sie hat die Form eines Prismas (s. Schema der Abb. 22) mit horizontaler Hauptachse (3,8 mm lang) und drei Flächen: eine supero-interne (2,5 mm), eine äußere (1,8 mm) und eine untere (2,2 mm). Der frontale Teil endigt fast vertikal, während sich der caudale Teil allmählich verjüngt und in einer Brücke endet, welche die beiden Abschnitte der 1. Schicht verbindet.

Die supero-interne Fläche steht in direkter Beziehung zu den Fasern des Tractus opticus; die Unebenheiten dieser Fläche sind durch das Eindringen obengenannter Fasern verursacht. In der Nähe ihres

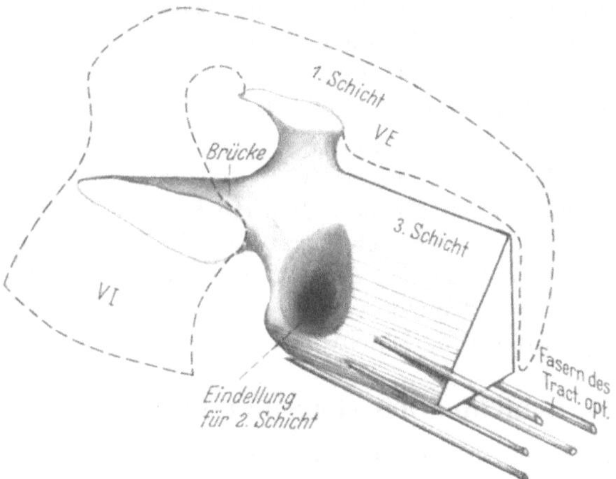

Abb. 22. Schema der medialen Oberfläche der 3. Schicht; die 1. Schicht ist punktiert. *VE* äußeres Segment der 1. Schicht; *VI* inneres Segment der 1. Schicht.

Ansatzes an der 1. Schicht wird die Fläche durch die 2. Schicht bedeckt, die sie von ersterer trennt; sie zeigt an dieser Stelle eine mehr oder minder starke Abplattung, die durch einen umfangreichen Teil der 2. Schicht bedingt ist.

Die unebene, äußere Fläche steht zu den Fasern der Radiatio optica in Beziehung und hat an der caudalsten Stelle einen großen Ausschnitt, der zusammen mit einem in gleicher Höhe befindlichen der 1. Schicht eine Öffnung bildet, durch die ein Fortsatz der 2. Schicht austritt.

Die leicht gewölbte, untere Fläche steht in naher Beziehung zu den Fasern des Tractus opticus.

Die solide Masse des frontalen Teils berührt die Fasern des Tractus opticus und der Radiatio optica.

Der caudale Teil, eine fast ebene Fläche von transversaler Richtung und vertikaler Anordnung, steht in direkter Beziehung zur 4. Schicht, von der er nur durch die Furche C getrennt ist. Mit seiner oberen Fläche haftet er der 1. Schicht an, an welcher die ganze 3. Schicht wie schwebend hängt. Die Befestigung an den beiden Teilen vollzieht sich in einer gewissen Entfernung von der Konkavität der 1. Schicht, so daß die beiden Schichten, die 1. und die 3., eine Öffnung freilassen, durch welche die 2. Schicht hervortritt. Außerdem zeigt der Rand dieser Anhaftungsstelle caudalwärts einen Einschnitt, der seinen Ursprung in der Verschmelzungsstelle der 2. und 4. Schicht zuerst im mittleren Teil und später im seitlichen hat, und dadurch die Verbindung der lateralen Abschnitte der Brücke bedingt.

b) 4. und 2. Schicht. Die 4. Schicht ist eine verhältnismäßig dicke (1750 μ hoch, 2300 μ breit) dreieckige Platte mit antero-posteriorer Hauptachse und einer ausgeprägten, abwärts gerichteten Konkavität. Diese Schicht hat zwei Flächen: eine obere und eine untere; drei Ränder: einen inneren, einen äußeren und einen hinteren; drei Winkel: den oralen, dem frontalen Pol entsprechend, den caudalen, den caudalen Pol bildend, und zuletzt den inneren, welcher der Vereinigung des hinteren Randes mit dem inneren entspricht. Als letzter muß noch der obere Rand genannt werden, der durch die Konvexität dieser Schicht gebildet wird und fast parallel zum äußeren Rande verläuft.

Die obere Fläche der 4. Schicht wird durch den oberen Rand in ein äußeres und ein inneres Segment geteilt. In der Nähe des frontalen Pols schmiegt sich das vertikale, voluminöse und konvexe äußere Segment der entsprechenden Konkavität der 1. Schicht an, von der es durch die Furche A getrennt ist (Durchmesser des äußeren Segmentes 1 mm). Das innere, am frontalen Pol gewölbte Segment ist ebenfalls sehr dick (600 μ); ihm fügt sich die 2. Schicht vermittels einer breiten Basis ein. Dieses Segment steht zu den lateralen Segmenten der Brücke und der 3. Schicht und zur 1. Schicht in Beziehung; später, am Ende der 1. Schicht, steht das Segment in unmittelbarer Verbindung mit der Markfaserkapsel, die das Geniculatum externum umgibt und letzteres vom Geniculatum internum trennt.

Die konkave, untere Fläche der 4. Schicht steht in enger Beziehung zur dorsalen 5. Schicht; sie besitzt die gleichen von vorn nach hinten verlaufenden Furchen wie die obengenannte Schicht und wird von ihr durch die Furche D getrennt.

Der stumpfe, äußere Rand (700 μ), stets durch die 1. Schicht bedeckt, hat am mittleren Drittel einen kleinen flachen Anhang (mittlerer Sporn, 300 μ dick), der sich mit seiner inneren Fläche dem äußeren Rande einfügt.

Der innere, am frontalen Pol breite Rand verjüngt sich an der Vereinigungsstelle mit dem hinteren Rande und endigt in einer Spitze. Er enthält kurz vor seiner Endigung einen breiten Einschnitt (Einschnitt des Randes).

Der hintere Rand verläuft schräg von vorne nach hinten und von außen nach innen. Er ist aus zwei Abschnitten zusammengesetzt, deren Richtung transversal und antero-posterior ist. Der erstere entspricht der vertikalen Endigung des inneren Segmentes und da seine Richtung im Verhältnis zur Achse des Geniculatum externum transversal ist, bezeichneten wir es als transversales Segment des hinteren Randes (Durchmesser 750 μ).

Der andere Abschnitt, antero-posteriores Segment genannt, hat die gleiche Richtung wie die Längsachse des Geniculatum externum und setzt sich teilweise in den oberen Rand der 4. Schicht fort. Über dem transversalen Segment faltet sich die dorsale 5. Schicht bei ihrem Übergang aus der horizontalen Stellung in die vertico-transversale, und schmiegt sich an das antero-posteriore Segment bei ihrem Übergang aus der vertico-transversalen in die antero-posteriore Richtung.

Der obere Rand bildet die Grenze der beiden Segmente; er ist am frontalen Pol der 4. Schicht breit und stumpf. Ihm fügt sich die 2. Schicht ein, die sich bis zum Ende der 1. Schicht fortsetzt. Durch den hinteren Umschlag der 1. Schicht wird für eine kleine Strecke die 2. von der 4. Schicht getrennt; dieser Umschlag dringt durch die 2. und 4. Schicht und bildet den hinteren Tunnel mit transversaler Richtung (600 μ hoch).

Der frontale Pol der 4. Schicht wird durch einen Komplex grauer Substanz von halbzylindrischer Form und vertikaler Richtung gebildet. Mit kurzen, polyedrischen, vertikal angeordneten Spornen der inneren Fläche nimmt er die Fasern des Tractus opticus auf und steht in direkter Beziehung zum caudalen Pol der 3. Schicht.

Der caudale Pol (800 μ) steht zum caudalsten Teil der Fasern des WERNICKEschen Feldes und des Pulvinars in Beziehung.

Die 2. Schicht ist einem langen, gekrümmten Bande (800 μ zu 1200 μ) mit antero-posteriorer Richtung und einer leichten Neigung von vorne nach hinten und von innen nach außen vergleichbar. Sie besitzt zwei Flächen: eine obere und eine untere; zwei Ränder: einen inneren und einen äußeren, und zwei Pole: einen frontalen und einen caudalen. Die obere Fläche berührt sich mit der 1. Schicht und wird von ihr durch die Furche A getrennt, während die ventrale Fläche größtenteils durch die 3. Schicht und den hinteren Umschlag fortlaufend von der 4. Schicht getrennt wird.

Die 2. Schicht beginnt am frontalen Pol des Geniculatum externum mit einer dicken, transversal angeordneten Masse, die dem großen Komplex der 3. Schicht aufsitzt und von der 1. Schicht bedeckt ist. Sie sendet einen Fortsatz aus, der durch eine von der 1. und 3. Schicht gebildete Öffnung hindurch sich mit dem unteren Sporn vereinigt (400 μ breit und 750 μ hoch).

Das transversale Segment nimmt mit seiner inneren Fläche die Tractusfasern auf. Diese Schicht, caudalwärts in antero-posteriorer Richtung, behält stets ihre Beziehung zur 1. und 3. Schicht bei; am Ende der 3. Schicht vereinigt sie sich mit der 4. Schicht und verläuft dem oberen Rande dieser Schicht anhaftend; nur im Bereiche des hinteren Tunnels wird sie durch einen Fortsatz der 1. Schicht von ihr getrennt (hinterer Umschlag).

Die 2. Schicht hat in ihrem Verlauf S-Form; ihr caudaler Teil fügt sich der 4. Schicht auf der Höhe des Winkels ein, der durch das antero-posteriore und das transversale Segment gebildet wird.

c) Dorsale 5. und ventrale 5. Schicht. Die dorsale 5. Schicht beginnt in der Mitte des Geniculatum als dünne, der 4. Schicht eng anhaftende Platte, die caudalwärts an Stärke zunimmt und durch die Furche D von der 4. Schicht getrennt wird. Sie ist wie letztere stark gewölbt und besitzt zwei Segmente, ein äußeres und ein inneres. Das äußere fast vertikale Segment liegt der inneren Fläche des äußeren Segmentes der 4. Schicht an, während das innere Segment an der Endigungsstelle des inneren Segmentes der 4. Schicht nach oben umbiegt (hier 500 μ dick), so daß es den transversalen Abschnitt des hinteren Randes der 4. Schicht vollkommen bedeckt. Es verdickt sich an dieser Stelle und bildet einen kleinen Vorsprung, Crista minor, der sich caudalwärts fortsetzt und einen Teil des äußeren Segmentes der dorsalen 5. Schicht bildet (dieser Vorsprung ist 1 mm breit und 800 μ hoch).

Die innere Fläche steht zur ventralen 5. Schicht in Beziehung; erwähnenswert ist nur die Konkavität dieser Fläche, die der der 4. Schicht entspricht. Der orale, transversale Teil der dorsalen 5. Schicht ist mit der 4. Schicht vereinigt, während der caudale Pol vertikal ist und dem hinteren Rande des äußeren Teiles entspricht (250 μ breit).

Die ventrale 5. Schicht (Abb. 23) wird ebenfalls durch eine Platte grauer Substanz gebildet, deren Konvexität sich der dorsalen 5. Schicht anpaßt. Diese Schicht ist länger als die dorsale 5.; sie beginnt im oralen Drittel des Geniculatum unterhalb der 3. Schicht und ist hier mit letzterer verbunden (ihr Durchmesser beträgt 200 μ). Sie besitzt ein äußeres, VE, und ein inneres, Vi, Segment (Abb. 23); das äußere ist doppelt so breit als das innere; die Länge ist die gleiche.

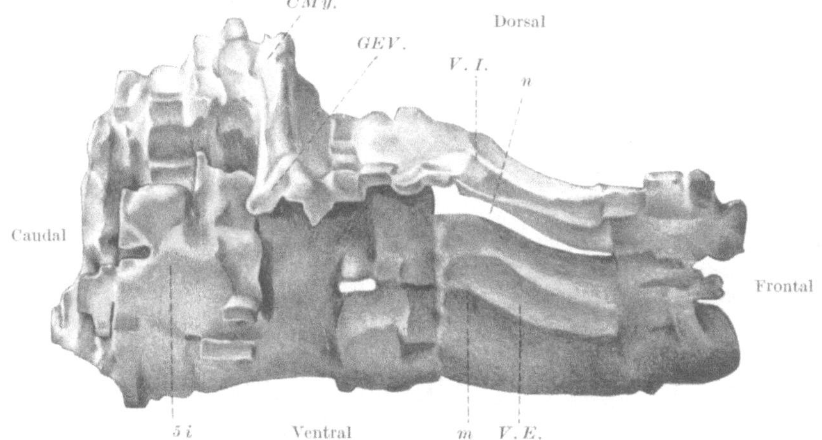

Abb. 23. Mediale Ansicht der 5. ventralen Schicht. *V. I.* Inneres Segment; *V. E.* äußeres Segment; *5 i* interne 5. Schicht, *CMy.* Crista major; *GEV.* großer ventraler Sporn; *n* mediale Furche; *m* laterale Furche.

Die beiden Teile werden durch eine Furche voneinander getrennt, die sich nahe an der Grenzlinie zwischen dem äußeren und dem inneren Segment zu einem Spalt verbreitert (mittlerer Spalt, Abb. 23) und einen Zapfen grauer Substanz heraustreten läßt (der Durchmesser ist hier 250 μ). Der frontale Teil der oberen Fläche des äußeren Segmentes liegt der unteren Fläche der 3. Schicht an; er besitzt eine Furche, die sich verbreitert und zum Teil die graue Substanz der 3. Schicht heraustreten läßt.

Die beiden vorderen Drittel der unteren Fläche des äußeren Segmentes (VE, Abb. 23) sind horizontal und nach unten gerichtet, während sich das caudale Drittel aufrichtet und eine vertikale Stellung einnimmt, so daß sich die anfangs untere Fläche in eine innere umwandelt (s. Schema Abb. 19). Die untere Fläche dieses Segmentes steht fast in ihrer ganzen Ausdehnung eng verbunden mit den Tractusfasern. In seiner vertikalen Stellung berührt dieses Segment nach der Endigung der Tractusfasern das Geniculatum internum, von dem es die Radiatio cellularum gigantium trennt, und caudalwärts einen Kern grauer Substanz, den das Pulvinar in Form eines Keiles zwischen die beiden Kniehöcker aussendet (sein Durchmesser beträgt 250 μ).

Die untere Fläche des äußeren Segmentes zeigt frontalwärts den mittleren Spalt und ventralwärts den lateralen Spalt (m). Bei der Umwandlung der

unteren Fläche des äußeren Segmentes in eine innere liegt letzterer eine vier-
eckige Platte grauer Substanz an, die wir interne 5. Schicht benannten (Abb. 19).
Diese vertikal angeordnete Schicht mit antero-posteriorer Hauptachse (150 μ
breit, 1800 μ hoch) besitzt zwei Flächen: eine äußere, die sich dem äußeren
Segment der ventralen 5. Schicht anschmiegt, und eine innere, die zur Myelinfaserkapsel der Riesenzellenstrahlung in Beziehung steht. Außerdem besitzt
sie einen oberen, freien, gezackten Rand, einen unteren, mit dem sie der ventralen
5. Schicht anhaftet, und einen vorderen, fast vertikalen Rand (Abb. 19, 23).

Der hintere Rand des inneren Segmentes der ventralen 5. Schicht besitzt
eine starke Verdickung, Crista major (Abb. 23), die den Vorsprung der dorsalen
5. Schicht verdeckt und einen Sporn abwärts sendet (großer, ventraler Sporn,
Abb. 23; 400 μ breit). An der Vereinigungsstelle mit dem oberen Rand des
äußeren Segmentes zeigt das innere Segment einen zweiten Sporn (großer
dorsaler Sporn, 300 μ dick). Die untere Fläche des inneren Segmentes steht
oralwärts zu den Tractusfasern und caudalwärts zum Geniculatum internum,
von dem sie durch eine dünne Faserschicht der Radiatio cellularum gigantium
getrennt ist, in Beziehung.

Schrifttum.

Monakow, v.: Gehirnpathologie, 1905. — Minkowski: Schweiz. Arch. Neur. 7, H. 2.
Rose: Anatomie des Großhirns. Metathalamus. Handbuch der Neurologie von Bumke
und O. Foerster, Bd. I. 1935.
Winkler: Neurologie, 1918.

IV. Mikroskopische Anatomie.

1. Ganglienzellen.

Die 1., 2., 3. und 4. Schicht des Geniculatum externum werden durch einander
ähnliche Ganglienzellen gebildet, die sich nur durch ihre Größe und die Richtung
ihrer Achsenzylinder voneinander unterscheiden (Abb. 24). Die Anzahl dieser
Zellen entspricht annähernd der der Sehnervenfasern. Wir haben im normalen
menschlichen Kniehöcker 482 664 Zellen gezählt, die der 1., 2., 3. und 4. Schicht
angehören.

Sie sind im allgemeinen eiförmig und besitzen zahlreiche, von den Spitzen
des Zellkörpers ausgehende Dendriten; diese mit reichlichen Dornen besetzten
Fortsätze sind lang und reich verzweigt. Der Achsenzylinder (Abb. 25), der
aus der Mitte des Zellkörpers in größerer oder geringerer Nähe eines Dendriten
austritt, ist dick und entwickelt sich in spitzen Winkeln; er hat selten und dann
nur wenige Kollateralen. Er geht, nachdem er seine Schicht verlassen hat,
entweder in die Sehstrahlung oder in die Marklamelle, die die Schichten voneinander trennt, über.

Besonders an der 1. Schicht ist der direkte Übergang des Achsenzylinders
in die Radiatio optica gut zu erkennen (Abb. 26).

Das Protoplasma enthält Nissl-Körper und Lipoidpigment.

Die endocellulären Fibrillen häufen sich um den Kern herum an und gehen
dann in die Dendriten über (Abb. 27, I und III); sie bilden ein weites und loses
von hellem Protoplasma umgebenes Netzwerk, durch das nur wenige Fibrillen
ziehen. Dieses Bild wiederholt sich in fast allen Ganglienzellen. Die Mehrzahl

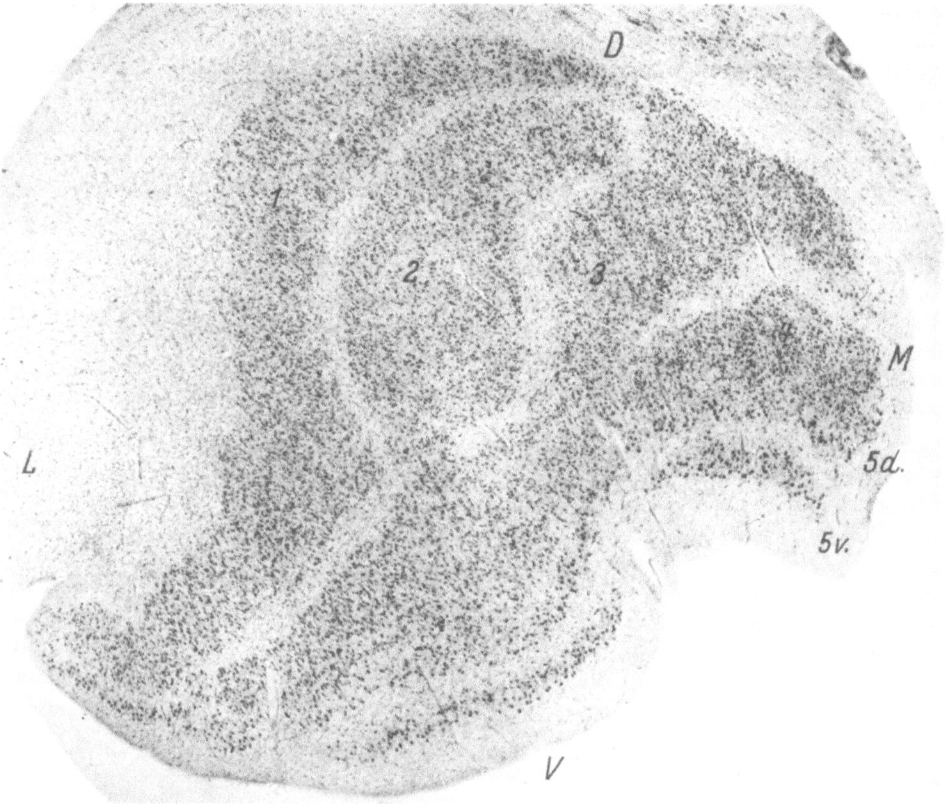

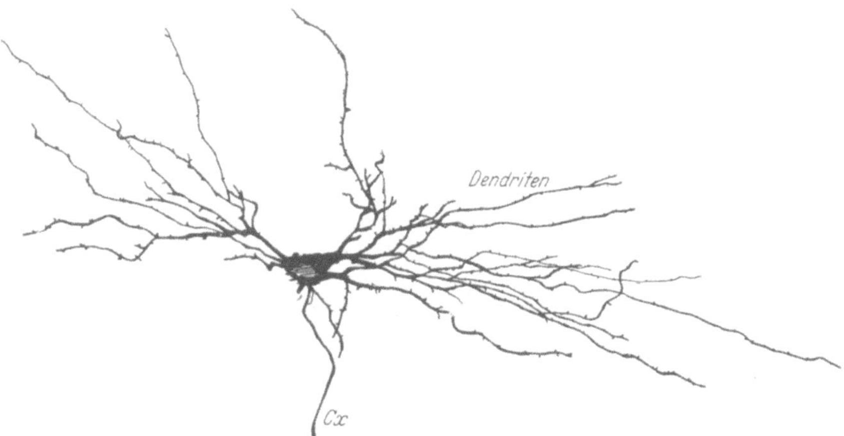

Abb. 24. Übersichtsbild eines normalen rechten Geniculatum externum. NISSL-Färbung; Fall Nr. 98; Präparat Nr. 7964; Vergr. 22fach.

Abb. 25. Ganglienzelle der 1. Schicht; CAJALsche Modifikation der GOLGI-Methode. *Cx* Achsenzylinder.

der Zellen besitzt drei Protoplasmafortsätze, deren Fibrillen am Kern vorüber-
ziehen, um dann in den nächsten Dendriten überzugehen.

a) **Die 1. Schicht** (MINKOWSKIs „periphere mittelzellige Schicht") besteht
aus ovoiden Elementen (14 μ zu 27 μ), deren Protoplasma peripher angeordnete
chromatische Granula enthält. Der runde Kern mißt 9—12 μ und umschließt
den Nucleolus mit einer feinen Chromatinmasse. Das hellgelbgrüne Pigment,
an dem entwickelsten Pol der Zelle angehäuft, wird durch lipoide Körnchen

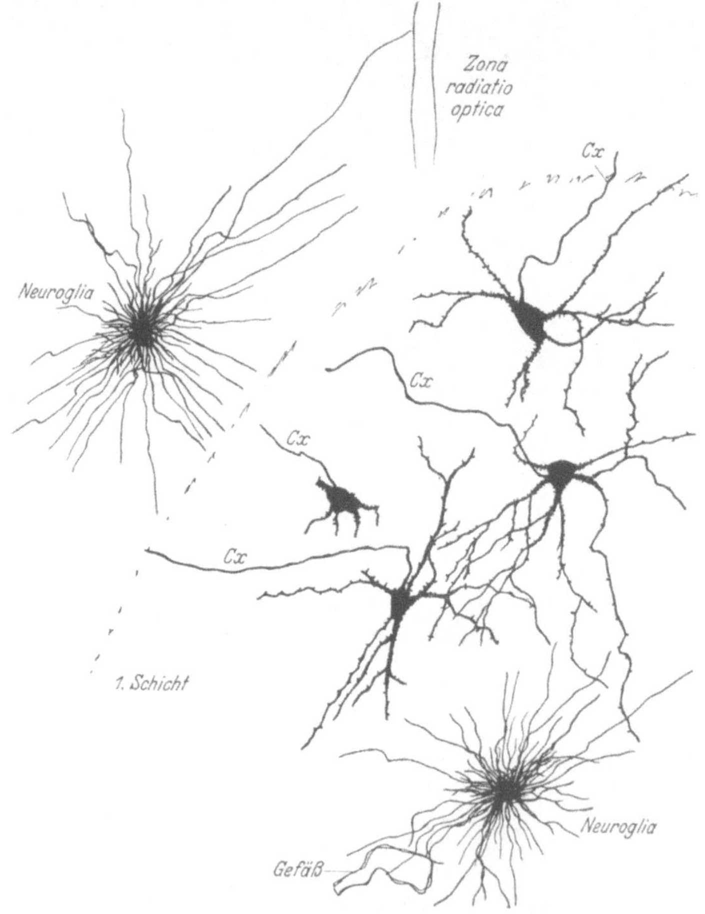

Abb. 26. Semischematische Figur zur Darstellung des Überganges der Achsenzylinder der 1. Schicht in die
Zone der Radiatio optica. Die punktierte Linie entspricht der Grenze dieser beiden Regionen. CAJALsche
Modifikation der GOLGI-Methode. *Cx.* Achsenzylinder.

gebildet und umgibt zum Teil den Kern (Abb. 28a, A, B). Das endocelluläre
Fibrillennetz ist zart (Abb. 27, I).

Die einzelne Ganglienzelle ist von vielen, große Maschen bildenden Nervenfasern umgeben; in diesen Maschen verteilen sich einige Fasern mit gekrümmten
Verlauf (Abb. 28a, C). Das Maschenwerk wird durch vertikale, schräge, transversale und antero-posteriore Faserbündel gebildet (Abb. 28a, C). In der

1. Schicht überwiegen die vertikalen Fasern, die schrägen haben eine fast vertikale Richtung; die antero-posterioren sind spärlich, jedoch gut sichtbar, da jedes Bündel durch zahlreiche Fasern gebildet wird.

Die 1. Schicht besitzt zwei Neurogliaarten: Satellitenzellen und spärliche Mikroglia (Abb. 26, 28a).

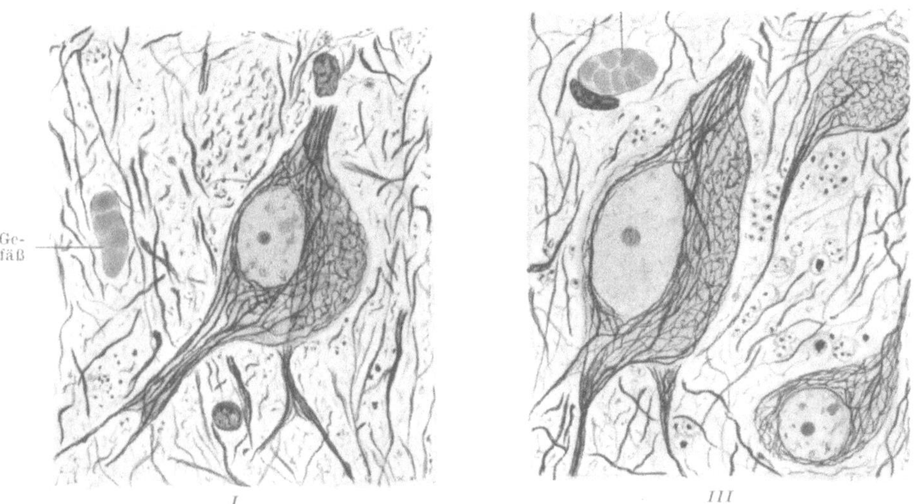

Abb. 27. Ganglienzellen der 1. und 3. Schicht (*I* und *III* bzw.). BIELSCHOWSKY-Präparat.

b) Die 2. Schicht, konzentrisch zur ersten (entspricht dem von MINKOWSKI sog. „intermediären Fortsatz der zentralen mittelzelligen Schicht"), enthält größere Zellen (18 μ zu 25 μ), mit größeren und zahlreicheren NISSLschen

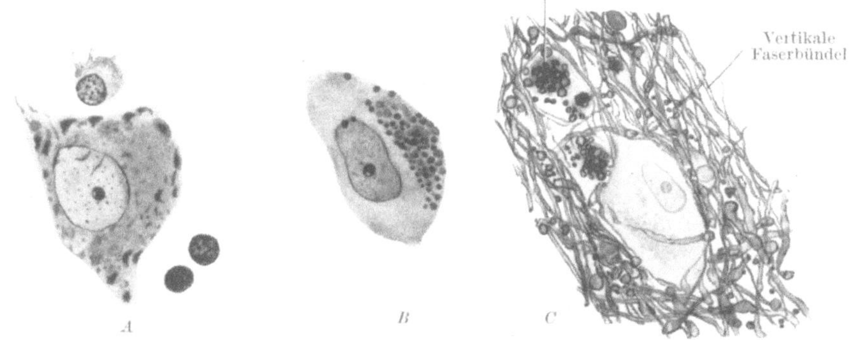

Abb. 28a. Ganglienzellen und Markfasern der 1. Schicht. *A* NISSL-Präparat; *B* HERXHEIMER-Präparat; *C* SPIELMEYER-Präparat.

Granula. Der Kern mißt 10—12 μ; ihrer Größe entsprechend enthalten sie mehr Lipoidpigment.

Das Markfasernetz ähnelt dem der 1. Schicht; aber die vertikalen Fasern sind spärlich und die schrägen verlaufen in fast horizontaler Richtung, so daß die durch sie gebildeten Maschen Quadraten gleichen.

Die Neuroglia ist in gleicher Menge vorhanden wie in der 1. Schicht.

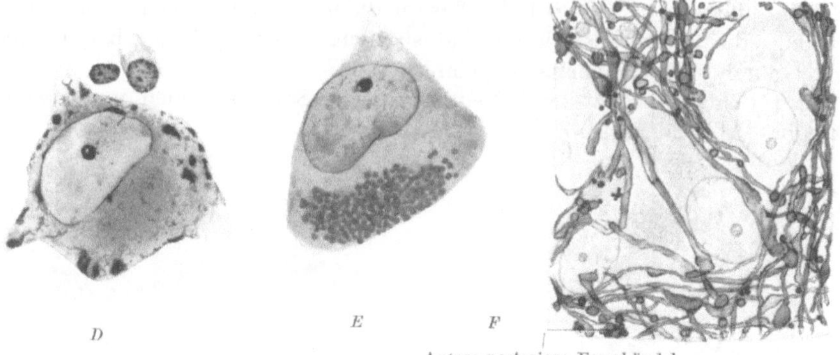

Abb. 28 b.   Ganglienzellen und Markfasern der 3. Schicht. *D* Nissl-Präparat; *E* Herxheimer-Präparat;
F Spielmeyer-Präparat.

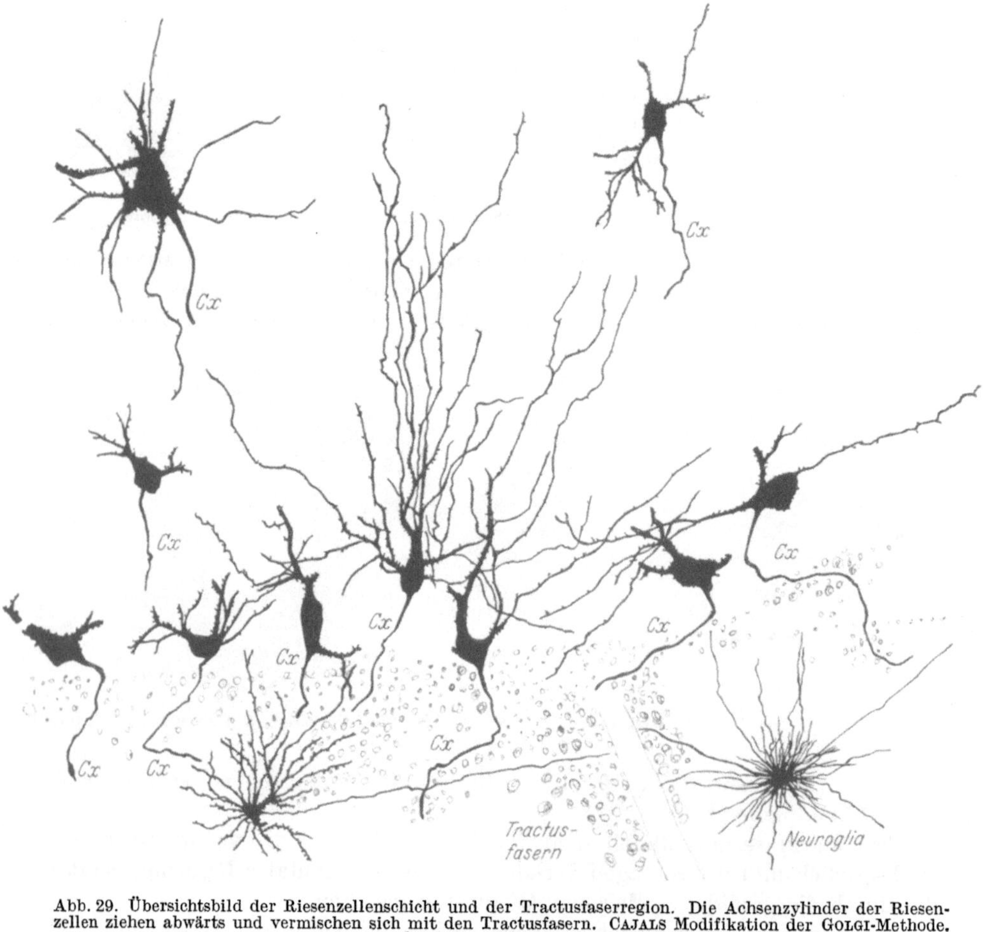

Abb. 29. Übersichtsbild der Riesenzellenschicht und der Tractusfaserregion. Die Achsenzylinder der Riesenzellen ziehen abwärts und vermischen sich mit den Tractusfasern. Cajals Modifikation der Golgi-Methode.
Cx Achsenzylinder.

c) Die 3. Schicht, konzentrisch zur vorhergehenden (entspricht dem von MINKOWSKI sog. „intermediären Fortsatz der peripheren mittelzelligen Schicht"), wird von kleinen, mittleren und großen Zellen gebildet, 28 μ zu 16 μ (Abb. 27 III, 28 b D, E, F). Diese Zellen enthalten reichliche NISSLsche Granula (Abb. 28 b, D), besonders in den großen Zellen findet man große dreieckige Schollen, deren eine Seite der Zellmembran, eine andere der Kernmembran aufsitzt (Abb. 28 b, D).

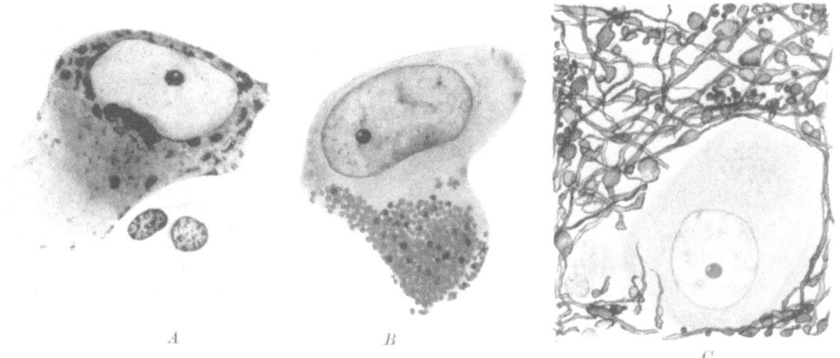

Abb. 30 a. Ganglienzellen und Markfasern der 5. Schicht. *A* NISSL-Präparat; *B* HERXHEIMER-Präparat; *C* SPIELMEYER-Präparat.

Das endocelluläre Fibrillennetz ist ähnlich wie in der 1. Schicht (Abb. 27, III). Die Zellen vereinen sich zu Gruppen und werden von Nervenfasern umschlossen; die antero-posterioren Fasern sind nur in geringer Anzahl vorhanden (Abb. 28 b, F).

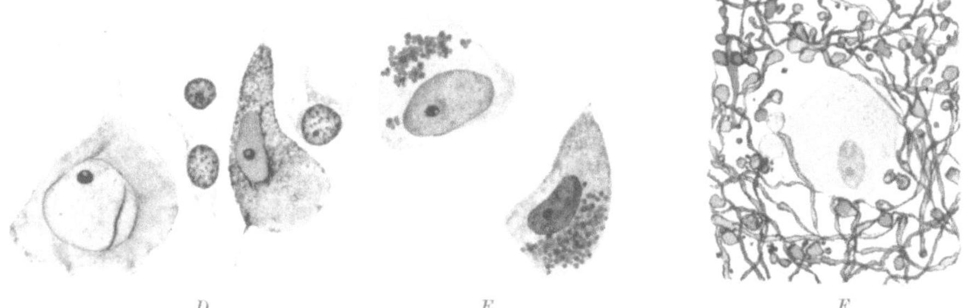

Abb. 30 b. Ganglienzellen und Markfasern der 6. Schicht. *D* NISSL-Präparat; *E* HERXHEIMER-Präparat; *F* SPIELMEYER-Präparat.

Die Neuroglia ist in Aussehen und Menge wie in den vorhergehenden Schichten.

d) Die 4. Schicht (MINKOWSKIs zentrale mittelzellige Schicht) enthält ähnliche Zellen wie die 2. Schicht, mit wenigen großen Zellen (32 μ zu 22 μ).

Das Lipoidpigment ist wie in der 3. Schicht, ebenso die Gruppenbildung der Ganglienzellen.

Das Markfasernetz ist weitmaschig und ohne Neigung zur Bildung von Bündeln. Die Neuroglia ist in gleicher Anzahl und von gleichem Aussehen vorhanden wie in den vorigen Schichten.

e) Die 5. Schicht wird durch vollkommen anders gestaltete Zellen gebildet. Im normalen menschlichen Kniehöcker haben wir 86181 Riesenzellen gezählt. Das GOLGI-Präparat (Abb. 29) zeigt besonders große (Riesenzellen) und den-

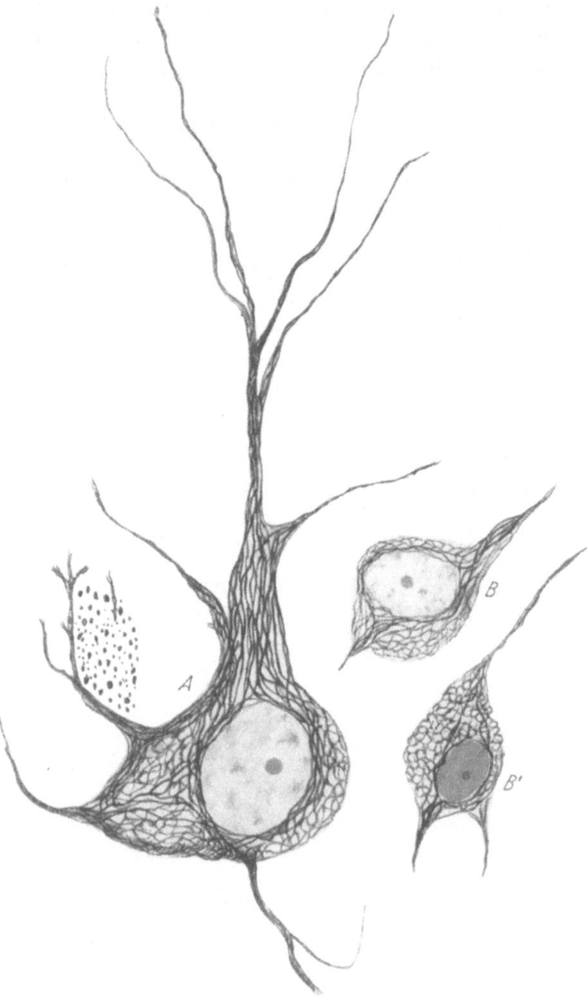

dritenreiche Zellen mit dikken Neuriten, die zur ventralen Fläche des Geniculatum hinziehen. In der Abb. 29, welche die aufsteigende starke Verästelung der Dendriten zeigt, sind mehrere dieser Elemente dargestellt. Der Achsenzylinder vermischt sich mit den Tractusfasern.

Der Zellkörper ist ovoid oder polygonal $(32\,\mu$ zu $38\,\mu)$; der helle, bläschenförmige Kern mißt 15—$17\,\mu$; sein gut sichtbarer Nucleolus ist durch mehrere Chromatinkörnchen ausgezeichnet.

Die 3—4 dicken Dendriten spalten sich nach kurzem Verlauf in mehrere verhältnismäßig lange, mit Dornen besetzte Äste auf. Der Achsenzylinder steigt abwärts bis zur Schicht der Tractusfasern und vermischt sich mit diesen, dann biegt er caudalwärts um und zieht wahrscheinlich zu den vorderen Vierhügeln (Radiatio cellularum gigantium). Bei Ausbleiben des optischen Reizes atrophieren diese Riesenzellen viel später als die anderen Elemente des Geniculatum externum.

Abb. 31. Ganglienzellen der 5. und 6. Schicht. BIELSCHOWSKY-Präparat. *A* Riesenzelle; *B* Zelle mit hellem Kern der 6. Schicht; *B′* Zelle mit dunklem Kern der 6. Schicht.

Die NISSLschen Granula (Abb. 30 a, A) sind in vier konzentrischen Reihen angeordnet, die äußerste an der Zellmembran, die innerste an der Kernmembran.

Reichliches Lipoidpigment ist vorhanden (Abb. 30 a, B).

Die endocelluläre Fibrillenzahl ist groß; die Fibrillen vereinigen sich zu starken Faserbündeln mit Plexusbildung um den Kern und gehen dann in die Dendriten über (Abb. 31, A).

Das lose Fasernetz zeigt vorwiegend antero-posteriore Fasern, die zu Bündeln von wenigen Fasern vereinigt sind (Abb. 30 a, C).

Die Neuroglia ist wie in den anderen Schichten.

f) Die 6. Schicht grenzt an die weiche Hirnhaut und wird von der 5. Schicht durch einen weiter unten zu beschreibenden Myelinfaserplexus getrennt. MINKOWSKI bezeichnet diese Schicht als „basale Markplatte mit kleinen Ganglienzellen". Sie besteht aus mehreren Schichten: die erste ist eine in engem Kontakt mit der Pia mater stehende Platte grauer Substanz, darüber eine dünne Schicht antero-posteriorer Markfasern in dicht gedrängten Bündeln, die aber unabhängig von der Sehbahn sind. Darüber liegt eine Schicht loser, sich kreuzender Nervenfasern mit wenigen antero-posterioren Fasern. In dieser Schicht unterscheiden wir zwei Zellarten, von denen die eine einen hellen Kern mit feinem Chromatinnetz und chromatischen Körnern enthält, während die anderen längliche Form, einen dunklen Kern und diffuses Chromatin haben (Abb. 30 b, D). Ihre dünnen Dendriten verzweigen sich in der 5. Schicht. Die Richtung des Achsenzylinders konnte nicht genau verfolgt werden.

Beide Zellarten enthalten kleine Fetttröpfchen (Abb. 30 b, E). Die endocellulären Fibrillen bilden in den Zellen mit hellem Kern langgezogene Faserzüge (Abb. 31, B).

Die Neuroglia ist wie in den bisher beschriebenen Schichten (Abb. 30 b).

Oberhalb dieser Schicht liegt die Markfaserschicht, die sie von der 5. Schicht trennt.

2. Markfasern.

Eine von mehreren Faserarten gebildete Kapsel umgibt das Geniculatum externum (Abb. 32). Die einen entspringen, die anderen endigen in demselben, und wieder andere sind Assoziations- oder Projektionsbahnen zu anderen Hirnteilen.

Zwischen den dicken Bündeln dichtgedrängter, vorwiegend antero-posteriorer Fasern der Markkapsel, finden wir wieder andere, die fast vertikal verlaufen.

In dem oberen Teil der Kapsel ziehen die Fasern direkt aufwärts und sind leicht schräg gerichtet; über dem inneren Abschnitt des Kniehöckers sind sie fast vertikal, am äußeren dagegen antero-posterior; in der Nachbarschaft des WERNICKEschen Feldes finden wir nur wenige transversale Fasern.

Der Faserkomplex, der die 1. Schicht von der 2. trennt, Schicht A, besteht aus horizontalen, antero-posterioren Faserbündeln. Zwischen diesen verlaufen zahlreiche vertikale Fasern, die der 1. und 2. Schicht entspringen.

Die Schicht B trennt die 2. von der 3. Schicht, sie besteht größtenteils aus vertikalen und wenigen schrägen Fasern. Die Oberfläche der 3. Schicht enthält mehr antero-posteriore Elemente.

Die Schicht C trennt die 3. von der 4. Schicht und enthält viele dicke Bündel antero-posteriorer Fasern. Die vertikalen sind in geringerer Anzahl als in Schicht A und B vorhanden.

Die Schicht D trennt die 4. Schicht von der 5. und besteht fast ganz aus dicken Bündeln antero-posteriorer Fasern; die wenigen vertikalen Fasern vereinigen sich nicht mehr zu Bündeln.

Die 5. wird von der 6. Schicht durch zwei Fasergruppen voneinander getrennt; die eine steht in direktem Kontakt mit der unteren Fläche der 5. Schicht, sie

besteht aus Bündeln zahlreicher antero-posteriorer Fasern; die andere enthält
nur wenige antero-posteriore Fasern, die sich mit dem Netz der schrägen Fasern
vermischen.

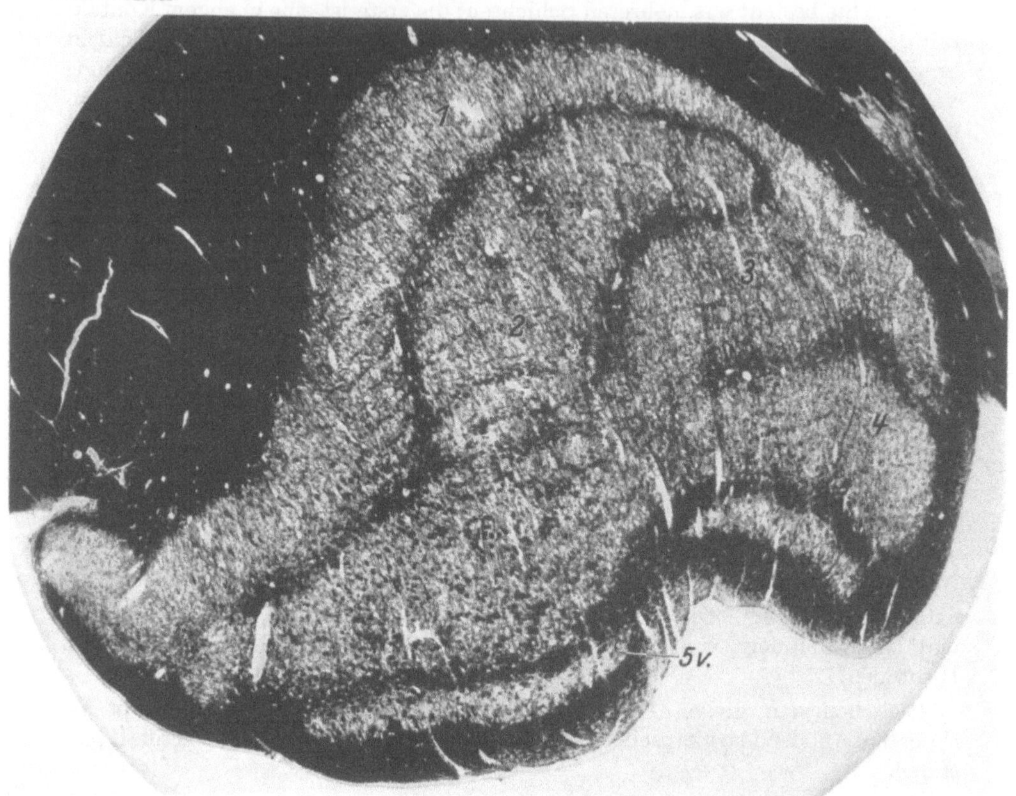

Abb. 32. Übersichtsbild eines normalen rechten Geniculatum externum. FRANKE-Färbung; Fall Nr. 98;
Präparat Nr. 7963; Vergr. 22fach.

3. Neuroglia.

Unser Material zum Studium der Neuroglia umfaßt mehrere Fälle, von
denen der Fall Nr. 60205 eine primitive Verletzung des linken Geniculatum
externum aufwies (s. Kasuistik, Fall XIX), während das rechte normal war.
Material für Mikroglia und Oligodendroglia wurde uns von Herrn Prof. ELIZALDE
in ungewöhnlich günstigem Zustande überlassen, während wieder ein anderes
Gehirn, Fall Nr. 52060 (Hypernephrom, Metastase im Kleinhirn), uns zum
Studium der Neuroglia nach HOLZER diente. Außerdem konnten wir mikro-
gliale Elemente bei progressiver Paralyse färben, Material, das uns Herr
Prof. JAKOB überließ.

Zur Färbung der Neuroglia wandten wir die HOLZERsche Methode und die
Goldsublimatmethode nach CAJAL an, für die Mikroglia und Oligodendroglia
die PENFIELDsche Modifikation der DEL RIO HORTEGA-Methode. Im Kapitel
über die Ganglienzellen haben wir bereits die Neuroglia im Fett-, NISSL- und
GOLGI-Präparat beschrieben, so daß sich eine Wiederholung erübrigt.

Die Neuroglia ist ebenso wie in anderen Hirnregionen in protoplasmatische und fibrilläre einzuteilen. Die Färbungen zeigen das Vorherrschen der ersteren im Geniculatum externum, während die fibrilläre im Tractus opticus und in der Radiatio optica vorzufinden ist.

a) Tractus opticus. Die Neurogliazellen lagern sich im Tractus opticus quer zur Richtung der Fasern. Das HOLZER-Präparat (Abb. 33) zeigt zahlreiche

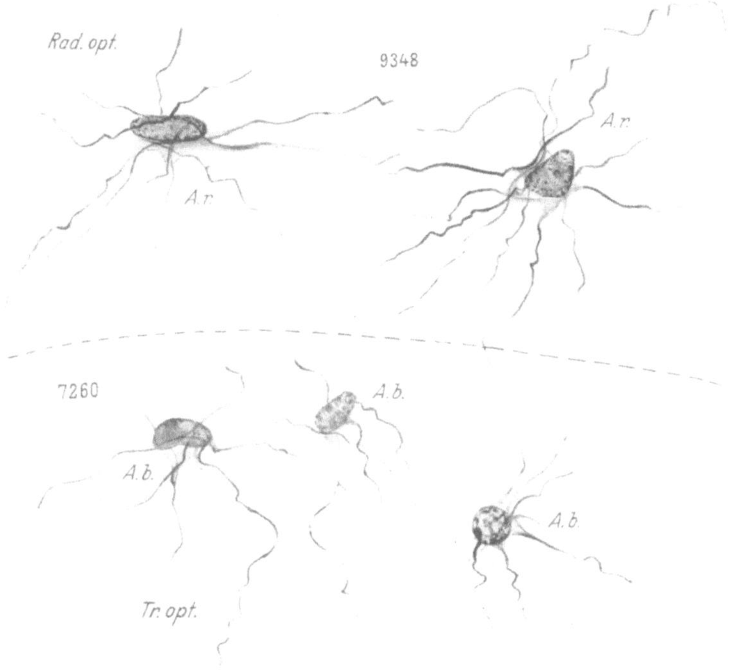

Abb. 33. Astrocyten des Tractus opticus und der Radiatio optica. HOLZER-Präparat; Fall Nr. 52060; Präparat Nr. 7260. *Tr. opt.* Tractus opticus; *A. b.* Astrocyt des Tractus opticus. *Rad. opt.* Radiatio optica; Fall Nr. 60205; Präparat Nr. 9348. *A. r.* Astrocyt der Radiatio optica.

Gliafibrillen, die den blassen Zellkörper durchkreuzen. In der Nähe der Pia mater vermehren sich die Gliafibrillen außerordentlich und bilden Septen, zwischen denen die Opticusfasern durchziehen. Die Septen zwischen den Präcapillaren sind stärker und dicker, verjüngen sich dagegen in der Nähe des Geniculatum externum. Schon im Geniculatum bilden diese Gliafasern lose Maschen, welche die Ganglienzellen und die Präcapillaren umgeben. In Abb. 34 sind die Beziehungen zwischen den Fibrillen enthaltenden Astrocyten und den Ganglienzellen der 1., 2., 3., 4. und 5. Schicht dargestellt.

Das Goldsublimatpräparat bestätigt die Anlage der fibrillären Neuroglia im Tractus opticus, ebenso den Reichtum an kompakten Bündeln von Gliafibrillen. Die Gliazellen des Tractus opticus sind im allgemeinen kleiner als die des Geniculatum externum. Nur längs der dicken Septen ist manchmal eine Riesenzelle vorzufinden.

b) Geniculatum externum. Die protoplasmatische Glia ist viel schwerer färbbar als die fibrillenhaltigen Astrocyten, in deren Zellkörper deutlich die

Gliafibrillen, die ihn nach allen Richtungen hin durchziehen, zu erkennen sind (Abb. 34). Die Astrocyten der grauen Schichten des Geniculatum externum sind mittelgroß und enthalten Protoplasma, während die in Kontakt mit den Riesenzellen befindlichen eine bemerkenswerte Größe erreichen.

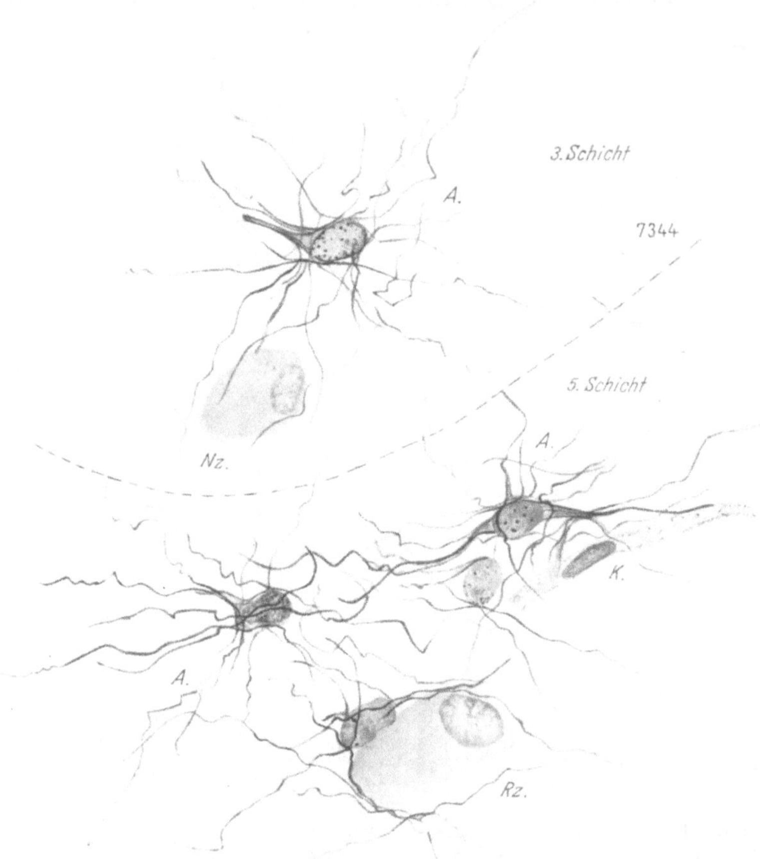

Abb. 34. Astrocyten der 3. und 5. Schicht des Geniculatum externum des Menschen. HOLZER-Färbung; Fall Nr. 52060; Präparat Nr. 7344; die punktierte Linie trennt die Astrocyten der 3. von denen der 5. Schicht ab. *A.* Astrocyt; *Nz.* Nervenzelle; *Rz.* Riesenzelle; *K.* Capillar.

c) Radiatio optica. Die Astrocyten der Radiatio optica sind außerordentlich groß und enthalten starke und dicke Gliafasern (Abb. 33).

4. Mikroglia.

a) Tractus opticus. Die Mikroglia im Tractus opticus ist parallel zur Richtung der Opticusfasern angeordnet (Abb. 35), ebenso die Hauptachse der in die Länge gezogenen, ovalen Zellkerne. Die Hauptfortsätze der Mikrogliazelle sind ebenfalls in antero-posteriorer und cephalo-caudaler Richtung in die von den Tractusfasern und der Oligodendroglia freigelassenen Zwischenräumen eingeordnet. Beim Eindringen der Tractusfasern in die Sporne des Geniculatum externum verteilt sich die Mikroglia auf die feinen Capillaren und um die Ganglienzellen herum und lagert sich quer zu den Tractusfasern (Abb. 35).

b) Geniculatum externum. In der 1. und 4. Schicht des Geniculatum externum lagert sich die Mikroglia um die Ganglienzellen herum oder längs der Capillaren. Die Mikrogliazellen haben keine bestimmte Richtung, sondern

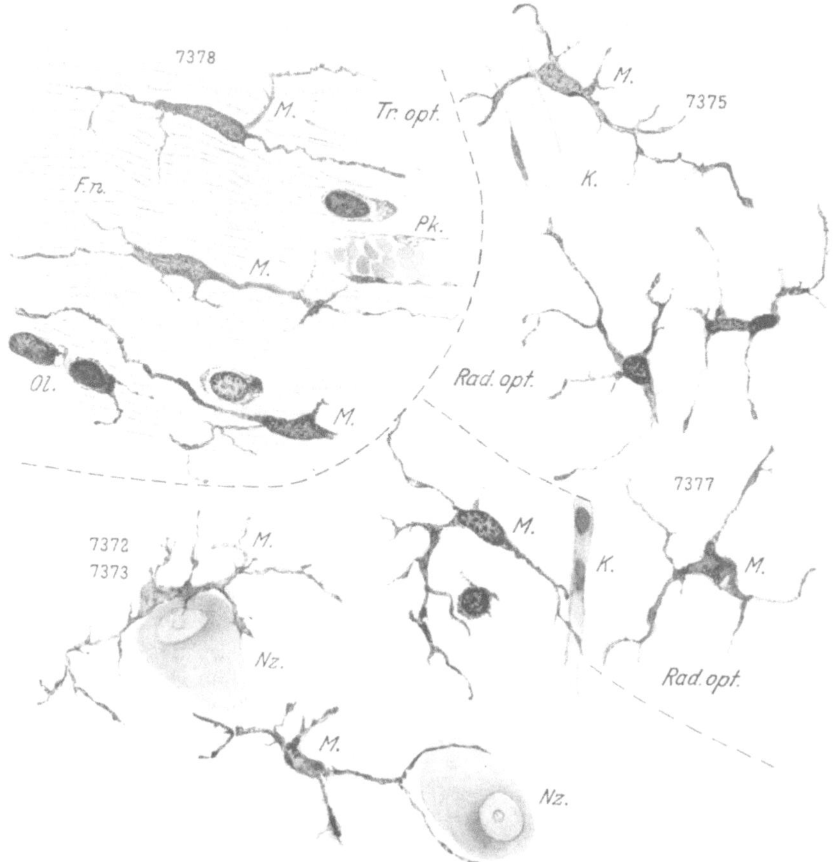

Abb. 35. Mikroglia des Tractus opticus, der 5. Schicht und der Radiatio optica. PENFIELDsche Modifikation der DEL RIO HORTEGA-Methode. *Tr. opt.* Tractus opticus; Fall Nr. 52060; Präparat Nr. 7378. Die Mikroglia ist parallel zu den Opticusfasern, *F. n.* gelagert; *M.* Mikroglia; *Pk.* Präcapillar; *Ol.* Oligodendroglia; *Nz.* Nervenzelle. *Rad. opt.* Radiatio optica; Fall Nr. 52060; Präparat Nr. 7375, 7377. 5. Schicht; Fall Nr. 52060; Präparat Nr. 7372, 7373.

nehmen im Geniculatum externum die verschiedensten Stellungen ein, übereinstimmend mit der Verteilung des so komplizierten Nervenfaserkomplexes, der die Ganglienzellen umgibt. In der 5. Schicht dagegen schmiegt sich die Mikroglia größtenteils den Riesenzellen eng an, in Übereinstimmung mit den großen vertikalen Fasern dieser Schicht.

c) Radiatio optica. In der Radiatio optica (Abb. 35) ist die Mikroglia den großen Faserbündeln, die dieses System bilden, gemäß angeordnet. Wird die Radiatio optica durch Faserbündel anderen Ursprungs durchkreuzt, so lagert sich die Mikroglia wieder der allgemeinen Richtung dieser neuen Systeme entsprechend. Da beim Verlassen des Geniculatum externum der größte Teil der Fasern der Radiatio optica transversale Richtung hat, so ist die Mikroglia ebenfalls transversal angeordnet.

5. Oligodendroglia.

Die vollständige Färbung der Ausläufer der Oligodendroglia bereitet große Schwierigkeiten. In Abb. 36 sind einige Elemente dargestellt, die wir in PENFIELD-Präparaten von einem Erwachsenen erkennen konnten.

a) Tractus opticus. Im Tractus opticus lagert sich die Oligodendroglia auf den Nervenfasern, ihre Ausläufer umgeben die Fasern, verlaufen parallel mit denselben und verfolgen ihre Unebenheiten. Bei Leichenmaterial und fehlerhafter Fixierung tritt sofort Schwellung dieser Elemente ein; das kann man als eine Eigenheit dieser Zellen betrachten.

b) Geniculatum externum. Im Geniculatum externum lehnt sich der Zellkörper der Oligodendroglia an die Ganglienzellen an und seine Fortsätze verteilen sich zwischen den Capillargefäßen und den benachbarten Nervenfasern.

c) Radiatio optica. In der Radiatio optica zeigt die Oligodendroglia meistens Kettenbildung, einige Zellen sind ödematös, während wieder andere ihre Ausläufer beibehalten. Diese dringen in die Zwischenräume zwischen den Nervenfaserbündeln ein und begleiten manchmal eine Faser auf eine kurze Strecke.

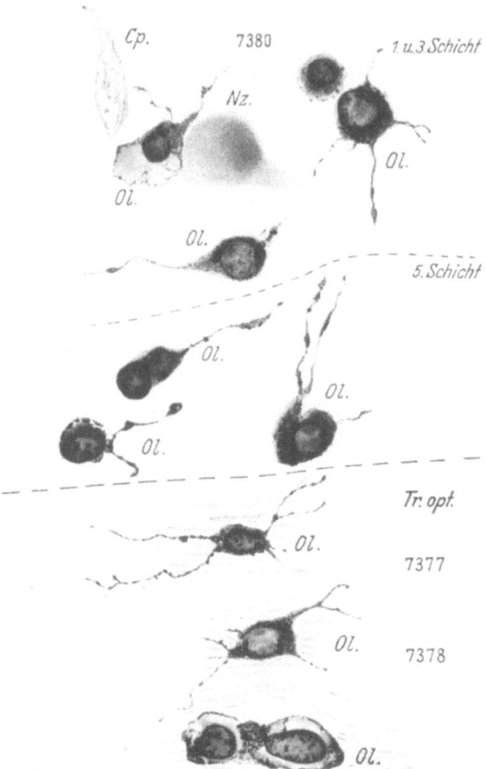

Abb. 36. Oligodendroglia des Tractus opticus und des Geniculatum externum. PENFIELD-Methode; Fall Nr. 52060; Präparat Nr. 7377, 7378 für den Tractus opticus *Tr. opt.* 1. und 3. Schicht des Geniculatum; Präparat Nr. 7380. *Nz.* Nervenzelle; *Cp.* Capillar.

V. Prägeniculatum.

1. Makroskopische Anatomie.

Das „Griseum praegeniculatum" (VOGT, FRIEDEMANN)[1] oder der Nebenkern des Corpus geniculatum externum (MINKOWSKI) ist eine graue Masse, die sich

---

[1] Nach VOGT und FRIEDEMANN ist das Griseum praegeniculatum von dem Stratum reticulatum oder der Gitterschicht des Thalamus abhängig. Nach MINKOWSKI gehört es zur Opticus-Formation.

der Endigungsstelle der Tractusfasern und dem oralen Abschnitt des Kniehöckers anschmiegt.

Es hat die Form eines Prismas mit breiten, unregelmäßigen Flächen, dessen

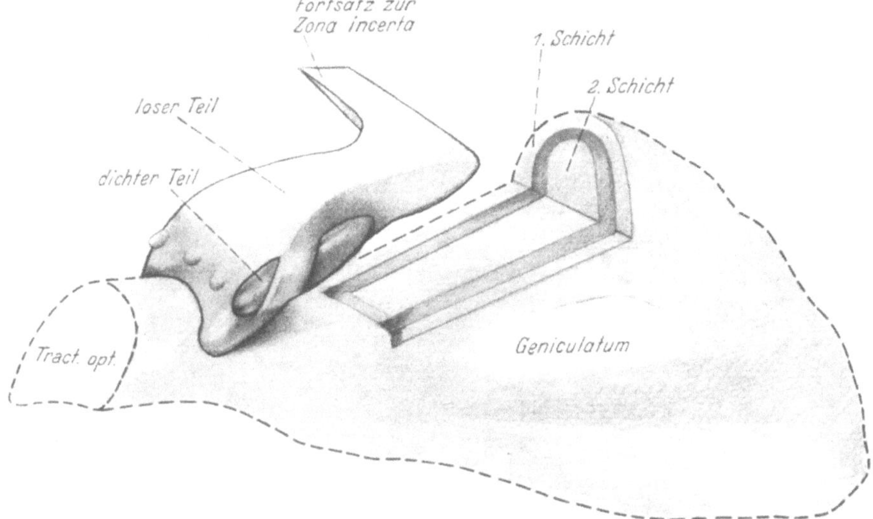

Abb. 37. Schematische Rekonstruktion des Prägeniculatum. Seitenansicht des losen und dichten Teiles.
Zur Darstellung der infero-externen Fläche des Prägeniculatum wurde ein Teil des Geniculatum externum
entfernt.

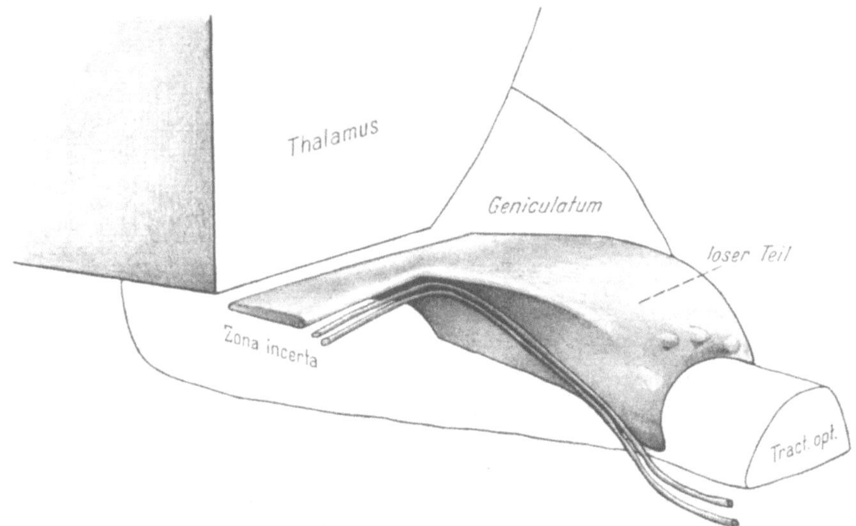

Abb. 38. Schematische Rekonstruktion des Prägeniculatum, dessen mediale Fläche sich an die Capsula interna
anlehnt. Die vierseitige Platte des losen Prägeniculatum verlängert sich bis zur Zona incerta, oberhalb derselben
der Thalamus. An der Innenfläche des Prägeniculatum ziehen Nervenfaserbündel entlang, die aus der Zona
incerta in den Hirnschenkelfuß übergehen.

größte Achse von vorn nach hinten, von außen nach innen und von unten nach
oben gerichtet ist (Abb. 37). Ein caudaler Fortsatz in Form einer viereckigen
Platte zieht nach der Zona incerta der Regio hypothalamica (Abb. 38, 46).

Seine Lage ist wie folgt: der orale Abschnitt stößt unterhalb der Capsula interna an die dorsale Fläche des Tractus opticus. Beim Beginn des Geniculatum externum trennt es sich vom Tractus ab und wird durch die Fasern der Sehstrahlung von dem Geniculatum getrennt. Seine mediale Fläche ist von der Capsula interna begrenzt, während die laterale in direkter Verbindung mit der Kapsel des Geniculatum externum steht; letztere wird an dieser Stelle durch die Fasern des Tractus opticus und der Sehstrahlung gebildet.

Caudalwärts nähert sich das Prägeniculatum der Unterfläche des Thalamus (Abb. 38). Es schmiegt sich mit der ausgehöhlten Innenfläche dieser einem

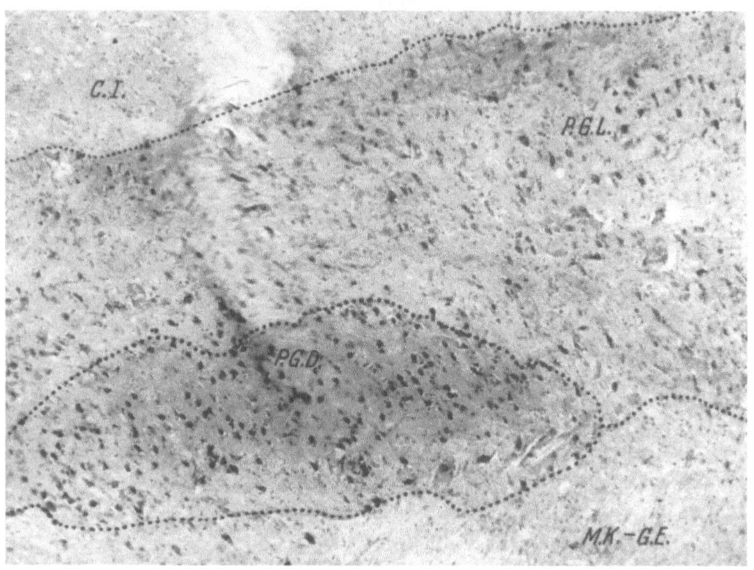

Abb. 39. Loses und dichtes Prägeniculatum. NISSL-Färbung; Fall Nr. 25991; Präparat 772; Vergr. 70fach. Der lose Teil des Prägeniculatum besitzt große, helle Zellen und nur wenig intercelluläre Substanz, während die kleineren dunklen Zellen des dichten Teiles von tiefgefärbter Intercellulärsubstanz umgeben sind. *C. I.* Capsula interna; *P. G. L.* loses Prägeniculatum; *P. G. D.* dichtes Prägeniculatum; *M. K.−G. E.* Markfaserkapsel des Geniculatum externum.

Prisma gleichenden Masse, der Capsula interna an, und endigt mit dem oben erwähnten Fortsatz, der in die Zona incerta übergeht.

In der grauen Masse des Prägeniculatum läßt sich deutlich eine markfaserhaltige von einer markarmen Portion abgrenzen; erstere benannten wir: loses Prägeniculatum; es entspricht dem von VOGT und FRIEDEMANN beschriebenen „Griseum praegeniculatum". Die markarme Abteilung, dichtes Prägeniculatum genannt, hat spindelförmige Gestalt; sie liegt in antero-posteriorer Richtung an der externen Fläche des Prägeniculatum und dringt teilweise in den losen Teil desselben ein. Wie wir späterhin sehen werden, hat nur das dichte Prägeniculatum enge anatomische und funktionelle Beziehung zur Sehbahn. Erst das Studium der Prägeniculata des Maimon, Mangabey und Schimpansen erlaubte uns, die Bedeutung der losen und dichten Abteilung des Prägeniculatum festzustellen. (MINKOWSKI erwähnt weder den histologischen noch den funktionellen Unterschied dieser beiden Abteilungen; er beschreibt lediglich den losen Teil.)

Das lose Prägeniculatum besitzt die Form eines Prismas mit drei Flächen: einer inneren, einer äußeren unteren und einer oberen. Seine Länge beträgt 3,5—5 mm. Der orale Pol ist breit und abgeplattet und zeigt einige kleine dicke Vorsprünge. Er liegt der dorsalen Fläche des Tractus opticus an, und ist 1200 μ breit. Möglicherweise steht der orale Teil mit dem Tractus opticus in Verbindung. Mit der Innenfläche (Abb. 38) begrenzt es die innere Kapsel und paßt sich der Kurve derselben an (Höhe am oralen Pol: 2 mm). Seitlich ziehen drei bis vier dicke Faserbündel an dieser Fläche entlang, die vom Thalamus in den Hirnschenkelfuß übergehen (Abb. 38). Von der Vereinigungsstelle der inneren und oberen Fläche geht der zur Zona incerta führende Fortsatz (1100 μ) aus, der eine dorsale und eine ventrale Oberfläche besitzt. Die dorsale Oberfläche grenzt an untere äußere Teile des Thalamus, die ventrale steht zum temporo-pontinen Bündel des Hirnschenkelfußes in Beziehung (Abb. 46): sie ist 2—3 mm lang und 200 μ hoch. Der laterale Teil dieser Lamelle vermischt sich mit dem losen Prägeniculatum und der mediale mit der Regio hypothalamica.

Die zwei oralen Drittel der konvexen, oberen Fläche (1 mm breit) der losen Abteilung stehen in Kontakt mit der inneren Kapsel, das caudale Drittel mit der Unterfläche des Thalamus.

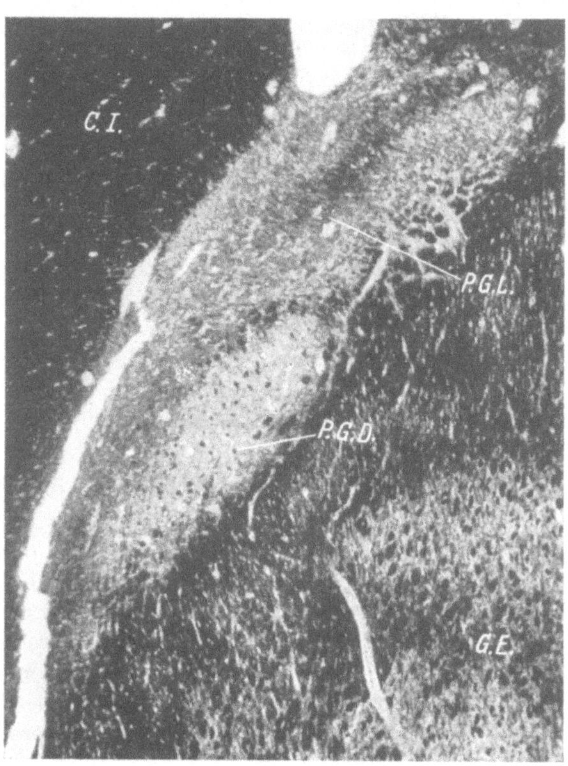

Abb. 40. Loses und dichtes Prägeniculatum. SPIELMEYER-Färbung; Fall Nr. 25 991; Präparat 771; Vergr. 30fach. *C. I.* Capsula interna; *G. E.* Geniculatum externum; *P. G. L.* loses Prägeniculatum; *P. G. D.* dichtes Prägeniculatum.

Die infero-externe Fläche des losen Prägeniculatum zeigt eine sehr veränderliche Form. Bei einigen Individuen bildet sie eine dicke Masse über der lateralen Tractusfläche, deren Fasern durch das Prägeniculatum hindurchzuziehen scheinen. Etwas vor dem frontalen Pol des Geniculatum externum beginnt die dichte Abteilung des Prägeniculatum, und zwar an der eben beschriebenen Fläche. Caudalwärts drängt sich die dichte in die lose Abteilung hinein und bildet eine deutlich abgegrenzte, von einer dünnen Faserkapsel umschlossene Zone grauer Substanz (1 mm hoch und 500 μ breit [Abb. 44, 45]). Die Außenfläche des losen Prägeniculatum bildet auf eine kurze Strecke einen Ring um die dichte (Abb. 37, 39).

Außer zum dichten Prägeniculatum steht die externe Fläche zur Markkapsel des Geniculatum externum in Beziehung, beide sind aber stets durch Nervenfasern voneinander getrennt.

Die Markkapsel zwischen den oben genannten Formationen hat einen Durchmesser von 400 μ und wird von Tractusfasern gebildet, die zum Geniculatum externum und zum dichten Prägeniculatum ziehen und von Fasern der Sehstrahlung, die im Prägeniculatum und im Geniculatum externum beginnen. Caudalwärts verschmälert sich die Außenfläche und endigt wie die obere Fläche.

Die dichte Portion hat Spindelform. Ihre Länge beträgt 1,5 mm. Ein Querschnitt zeigt uns, daß ihr vertikaler Durchmesser größer ist als der transversale (1 mm zu 500 μ [Abb. 39, 40]). Die Richtung entspricht der des losen Prägeniculatum. Am oralen Pol erhält sie Fasern des Tractus opticus, und wenn sie auf ihrem Verlauf in das lose Prägeniculatum eindringt, treten die Tractusfasern an der unteren äußeren Fläche ein.

In dem vergleichend anatomischen Abschnitt über das Prägeniculatum des Affen und des Menschen werden wir über die Bedeutung der verschiedenen Formationen in der Sehbahn berichten.

Die Struktur ist wesentlich verschieden; die lose Portion ähnelt in ihrem histologischen Aufbau der Zona incerta, während das dichte Prägeniculatum ein charakteristisches Aussehen besitzt.

2. Mikroskopische Anatomie.

Der histologische Aufbau der zwei Teile des Prägeniculatum ist außerordentlich verschieden. Das dichte Prägeniculatum erkennt man im NISSL-Bild an seiner stark gefärbten Intercellulärsubstanz (Abb. 39) und an seinen ebenfalls dunkel gefärbten Ganglienzellen, die sich in fast transversalen Reihen anordnen. Der lose Teil dagegen ist durch sein helles Aussehen und seine großen und blaß gefärbten Zellen, die unregelmäßig verstreut sind, gekennzeichnet.

Im SPIELMEYER-Präparat (Abb. 40) ist dieser Unterschied noch deutlicher. Der dichten Portion fehlt das feine Myelinfasernetz, während der lose Anteil reich an feinen Markfasern ist, die ein zartes Netzwerk bilden. Die dichte Portion sieht man als ein helles Oval, von Gefäßen und dicken Faserbündeln durchzogen.

Die dichte Portion wird in GOLGI-Präparaten von Zellen mit abgerundetem Zellkörper (20 μ zu 12 μ) gebildet; sie besitzt nur wenige Dendriten, die sich dicht an ihrem Ursprung aufzweigen. Der Achsenzylinder geht scheinbar in die Sehstrahlung über. Im NISSL-Bild erscheint das Protoplasma dunkel mit spärlichen Granula, es enthält einen hellen Kern (10 μ und 7 μ) und einen gut sichtbaren Nucleolus. Die wenigen intercellulären Fibrillen im BIELSCHOWSKY-Präparat umgeben vor allem den Kern und gehen dann in die Dendriten über; da letztere kurz und dünn sind, finden wir auch nur wenige und sehr feine Fibrillen.

Im Gegensatz dazu wird der lose Teil durch polygonale, mit starken Dendriten versehene Zellen gebildet. Die Fortsätze verzweigen sich reichlich und dehnen sich über eine große Strecke im Innern dieser Abteilung aus.

Den Verlauf des Achsenzylinders haben wir nicht mit Genauigkeit feststellen können.

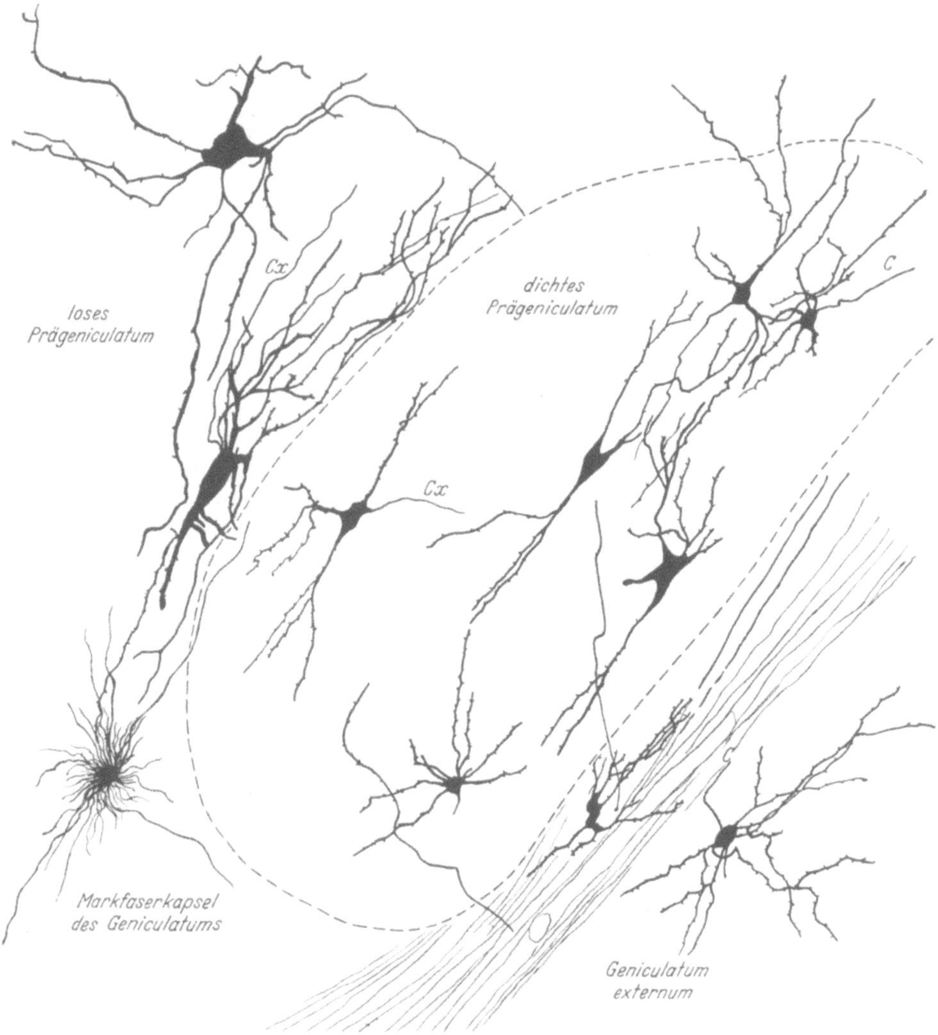

Abb. 41. Semischematische Rekonstruktion mehrerer Sagittalschnitte des losen und dichten Prägeniculatum. GOLGI-Methode; Präparat Nr. 1480, 1481, 1482.

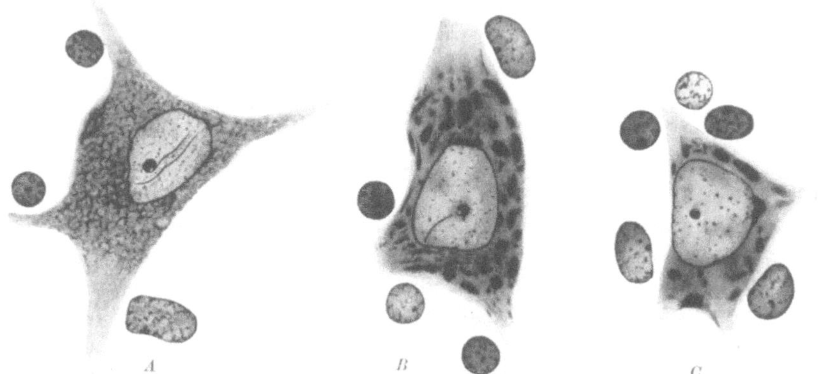

Abb. 42. Ganglienzellen des losen (A und B) und des dichten (C) Prägeniculatum. NISSL-Färbung; Fall Nr. 33 627; Präparat Nr. 209.

Das NISSL-Bild (Abb. 42) zeigt zwei Zelltypen, der eine mit feinem Plasma-
netz ohne Tigroidkörper, der andere mit mehreren Reihen NISSL-Granula. Der
helle Kern besitzt einen durch Körnchen gebildeten Nucleolus.

Im BIELSCHOWSKY-Präparat zeigen diese Zellen dicke, intercelluläre Fibrillen,
die in dichten Bündeln in die Dendriten übergehen (Abb. 43). Einige dieser
Fibrillen ziehen an der Peripherie der Zelle entlang, während wenige und feinere den Kern umgeben.

Die Neuroglia ist in beiden Abteilungen die gleiche. In GOLGI-Präparaten (Abb. 41) erscheint das charakteristische Bild, während die NISSL-Präparate zwei Arten von Neuroglia zeigen, die eine mit hellem, die andere mit dunklem Kern.

Die Myeloarchitektonik der beiden Abteilungen ist in den Abb. 44 und 45 dargestellt.

Die lose Portion, unter- und außerhalb der Capsula interna, besitzt ein feines Myelinfasernetz und ähnelt der Zona incerta, in die sie übergeht (Abb. 46). Die dichte Portion hebt sich als helle Masse ab, die zwischen dem losen Prägeniculatum und der Kapsel des Geniculatum externum eingekeilt ist. Die Mikrophotographie (Abb. 44) zeigt deutlich die Charakteristik der beiden Formationen. Bei stärkerer Vergrößerung (Abb. 45) erscheint die dichte Portion als helle Masse, die von wenigen, aber dicken Markfasern in schrägem Verlauf durchzogen ist. Abb. 45 zeigt ebenfalls das dichte, feine Markfasernetz der losen Abteilung; die hellen Flecke entsprechen den Gefäßen; die dichte Portion besitzt nur wenige Fasern; die dicken Faserbündel sind deutlich erkennbar.

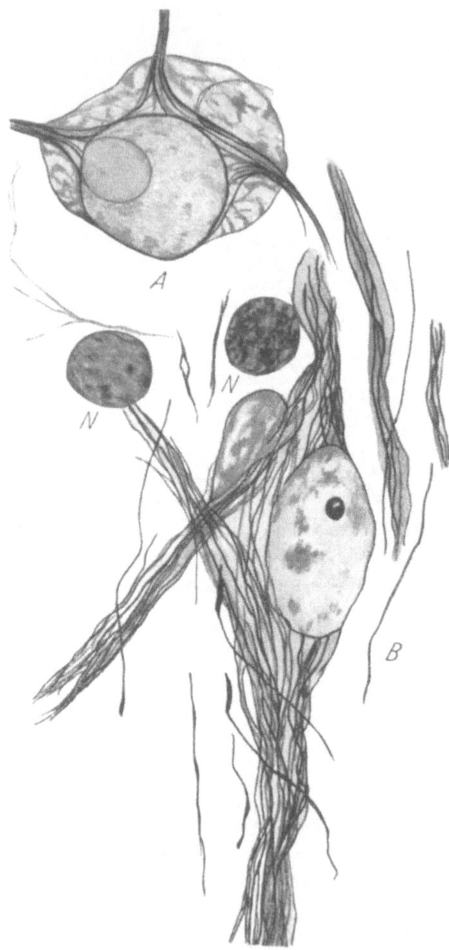

Abb. 43. Ganglienzellen des losen (B) und des dichten (A) Prägeniculatum. BIELSCHOWSKY - Färbung;
Fall Nr. 33627; Präparat Nr. 414.

Die Funktion dieser beiden Regionen, die beim Menschen dicht verbunden,
bei den Affen dagegen voneinander getrennt sind, ist sehr verschieden. Beim
Maimon, Mangabey und Schimpansen liegt die dichte Portion in der Nachbarschaft des Tractus opticus, während die lose erst am Ende desselben beginnt und enge Beziehung zum Hypothalamus, besonders zur Zona incerta
aufweist.

Außerdem zeigt das lose Prägeniculatum keine charakteristische Struktur
wie das dichte und das Geniculatum externum. Sein Aussehen ähnelt dem der

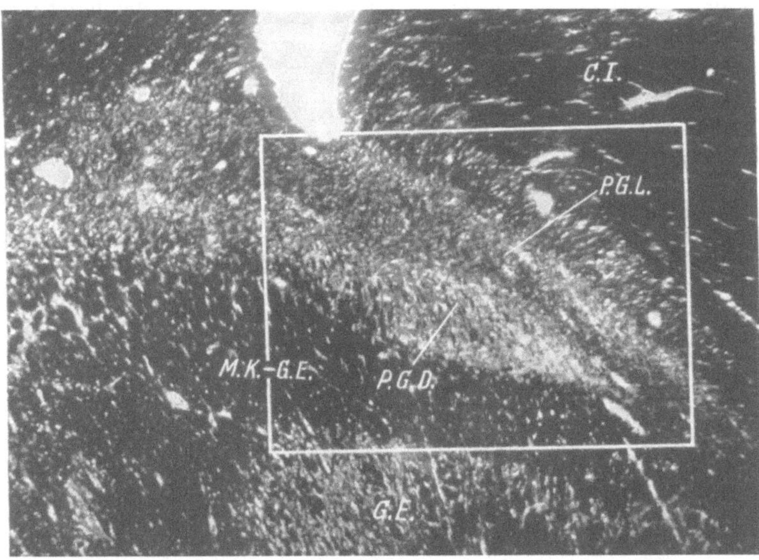

Abb. 44. Myeloarchitektonik des Prägeniculatum und der benachbarten Regionen. SPIELMEYER-Färbung;
Fall Nr. 33627; Präparat Nr. 208; Vergr. 30fach.
C. I. Capsula interna; P. G. L. loses Prägeniculatum; P. G. D. dichtes Prägeniculatum; G. E. Geniculatum
externum; M. K.—G. E. Markfaserkapsel des Geniculatum externum.

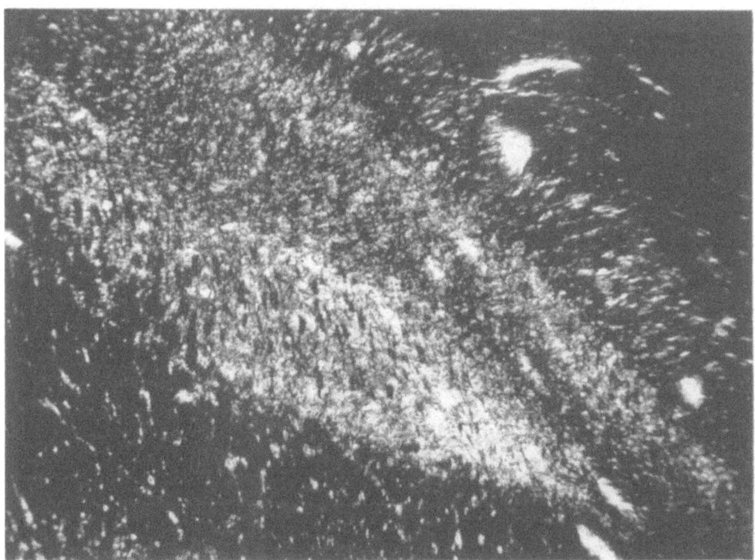

Abb. 45. Stärkere Vergrößerung des im weißen Quadrat eingeschlossenen Teiles der vorhergehenden Abbildung.
Vergr. 70fach.

Gitterschicht des Thalamus und des Hypothalamus. Diese Differenz der Struktur
und Funktion erklärt die gegensätzlichen Meinungen von MINKOWSKI, VOGT
und FRIEDEMANN.

Vogt und Friedemann beweisen mit Recht den Zusammenhang des losen Prägeniculatum mit der Gitterschicht des Thalamus und der Zona incerta; dagegen muß Minkowski widersprochen werden, wenn er dem losen Prägeniculatum optische Funktion beimißt. Nur die dichte Portion des Prägeniculatum besitzt enge Beziehungen zur Sehbahn, wie wir beim Studium des Prägeniculatum der Affen zeigen werden.

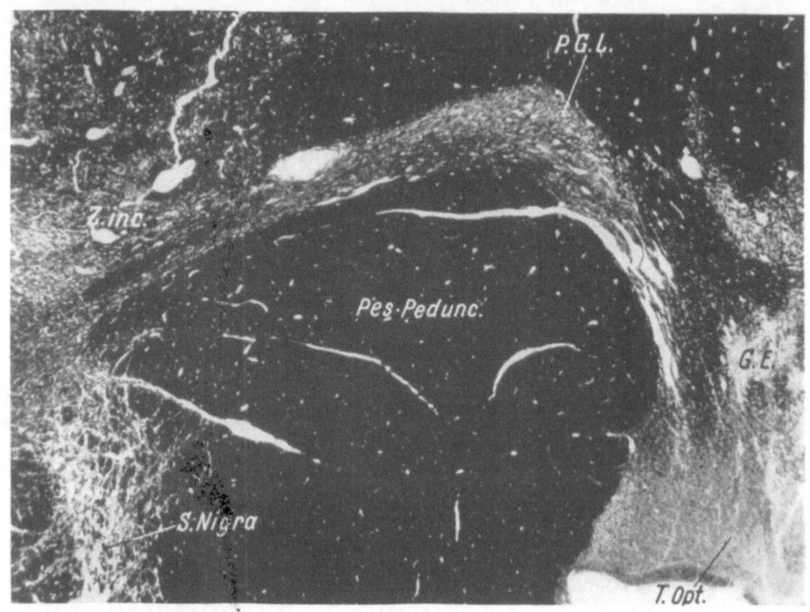

Abb. 46. Zusammenhang des losen Prägeniculatum mit der Zona incerta. Spielmeyer-Färbung; Fall Nr. 33855; Präparat Nr. 363; Vergr. 15fach. *Z. inc.* Zona incerta; *P. G. L.* loses Prägeniculatum; *G. E.* Geniculatum externum; *T. Opt.* Tractus opticus. Der Tractus opticus war in diesem Falle stark degeneriert, daher seine helle Färbung am frontalen Pol des Geniculatum externum.

Schrifttum.

Friedemann: Die Cytoarchitektonik des Zwischenhirns der Cercopitheken usw. J. Psychol. u. Neur. 18 (1911).

Minkowski: Über den Verlauf, die Endigung und die zentrale Repräsentation usw. Schweiz. Arch. Neur. 6, H. 2 (1920); 7, H. 2.

Vogt, C.: La myéloarchitecture du thalamus du cercopitheque. J. Psychol. u. Neur. 12.

VI. Vergleichende Anatomie.

1. Geniculatum externum des Maimon.
Pithecus nemestrinus Linné.

Das Geniculatum externum wurde in der Tierserie von mehreren Autoren untersucht: Cajal, Minkowski, Winkler, Putnam, Brouwer und v. Monakow. Dieses Gebilde ist bei verschiedenen Tieren der zoologischen Skala mit mehr oder minder großer Genauigkeit beschrieben worden. Gleichzeitig hatte man die Tiere verschiedenen Experimenten unterworfen (Resektion des Nervus opticus, Resektion des Geniculatum externum, Exstirpation verschiedener Teile der Hirnrinde, Sektion bestimmter Teile der Retina, usw.) und obwohl die Resultate nicht immer übereinstimmen, so sind sie doch sehr lehrreich.

Die feinsten Struktureigenschaften beschrieb CAJAL, der das Geniculatum der Katze, des Kaninchens, der Ratte und des Meerschweinchens mit der GOLGI-Methode untersuchte. MINKOWSKI und die anderen Autoren arbeiteten mit Carmin-, NISSL- und WEIGERT-PAL-Färbungen. MINKOWSKI untersuchte das Geniculatum des Kaninchens, der Ziege, der Katze und des Affen; WINKLER das Geniculatum des Kaninchens, der Katze und des Affen; KÖRNIEY das Geniculatum bei Anthropoiden, Affen, Hunden, Schafen, Seehunden, Elefant, Delphin, Kaninchen, Insektivoren, Fledermaus und Känguruh; v. MONAKOW studierte das Geniculatum nach Exstirpation verschiedener Zonen der Hirnrinde bei Katze, Hund und Affen; PUTNAM bei Kaninchen, Katze und Affen; BROUWER bei Kaninchen und Affen. Außerdem ist in einigen Monographien in der Hauptsache die Struktur des Geniculatum externum bestimmter Tiere beschrieben worden; so z. B. durch FRIEDEMANN die des Affen. Neuerdings hat ROSE die Phylogenie des Geniculatum externum angedeutet.

Diese Arbeiten sind für die Zoologie von großer Wichtigkeit, für die Pathologie des Menschen kommen jedoch lediglich diejenigen in Betracht, die sich auf Affen und Anthropoiden beziehen. Der Aufbau bei letztgenannten Tieren ist zur Erklärung der Struktur des menschlichen Kniehöckers von außerordentlicher Bedeutung, während das Geniculatum der anderen Tiere nur sehr entfernte Beziehungen zu dem des Menschen besitzt und öfters willkürliche Deutungen zur Erklärung gewisser Strukturen erforderlich macht.

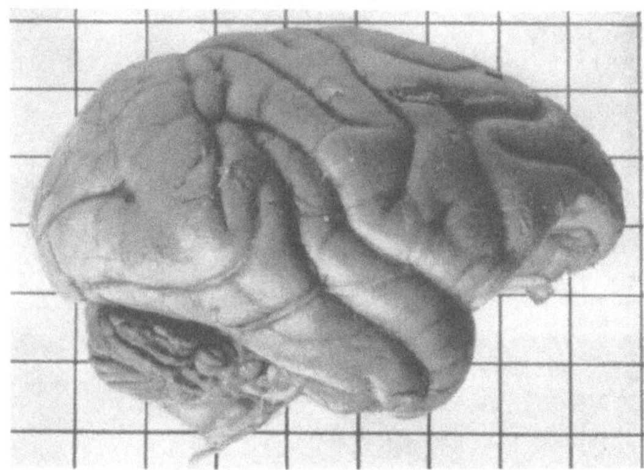

Abb. 47. Äußere Hirnoberfläche des Maimon. Jedes Quadrat entspricht 1 cm im Quadrat.

a) Makroskopische Anatomie. Zunächst beschreiben wir das Geniculatum externum des Maimon (Pithecus nemestrinus LINNÉ). Die Gehirne des Maimon, Mangabey, Schimpansen und Orang-Utan wurden uns von Herrn Doktor F. L. SOLER, Professor an der medizinischen Fakultät zu Buenos Aires, freundlichst überlassen.

In Abb. 47 ist die äußere Oberfläche des Gehirns abgebildet.

Das Geniculatum externum dieses Affen befindet sich im gleichen Hirnteil wie das des Menschen (Abb. 48); es besitzt eine ovoïde Form und mißt vom frontalen zum caudalen Pol 7,5 mm. Am oralen Pol treten die Tractusfasern ein, während der caudale Teil sich allmählich aufrichtet und sich einer vom Pulvinar abhängigen Masse anschmiegt (Abb. 50). Seine mediale Fläche ist von der inneren Kapsel begrenzt, von der sie auf eine weite Strecke durch die Tractusfasern getrennt ist. Seine Beziehung zur inneren Kapsel ist außerordentlich wichtig, da es beim Maimon, im Gegensatz zum menschlichen Geniculatum, in einer frontaleren Ebene liegt, so daß die Capsula interna in der Höhe der Vereinigungsstelle des oralen Drittels mit dem mittleren Teil des Geniculatum endigt. Eine Markfaserkapsel trennt das Geniculatum von benachbarten Regionen. Die Faserkapsel der medialen Fläche grenzt fortlaufend an die Capsula interna, an das lose Prägeniculatum, an die Gitterschicht des Thalamus, an das Geniculatum internum und an das Pulvinar.

Seine dorsale Fläche steht aufeinanderfolgend zur sublentikulären Region, zum dichten Prägeniculatum, zum temporo-pontinen Bündel, zur Gitterschicht des Thalamus und zum Pulvinar in Beziehung.

Seine laterale Fläche grenzt an das Putamen, an das temporo-pontine Bündel und an das WERNICKESche Feld; ihr fehlt der Sporn.

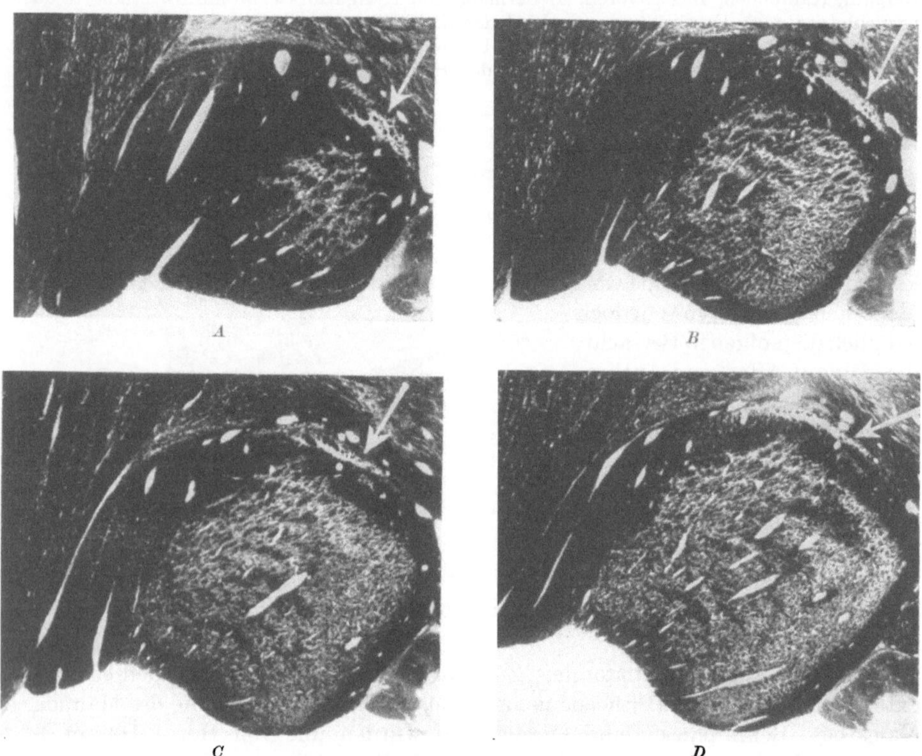

Abb. 48. Frontaler Pol des Geniculatum externum des Maimon. SPIELMEYER-Färbung; Vergr. 10fach. *A* Präparat 3640; *B* Präparat 3646; *C* Präparat 3664; *D* Präparat 3673. In aufeinanderfolgenden Schnitten ist die Aufteilung in sukzessive Faserbündel des Tractus opticus und die Verlagerung des dichten Prägeniculatum (weißer Pfeil) dargestellt.

Die ventrale Fläche steht mit den Tractusfasern in Kontakt, ferner mit der Fissura transversa und dem sphenoidalen Pol des Ventrikels. Caudalwärts wird sie durch eine vom Pulvinar abhängige graue Substanz aufgerichtet (Abb. 50); den caudalen Pol bilden zwei Schichten, die sich der obenerwähnten Masse des Pulvinars anschmiegen.

Die Tractusfasern treten in getrennten und aufeinanderfolgenden Bündeln am oralen Pol des Geniculatum ein (Abb. 48, 49).

Die allgemeine Gestaltung der Oberflächen des Geniculatum externum des Maimon ist wie folgt:

Die glatte, dorsale Fläche ist nach allen Richtungen hin konvex und wird lediglich durch die 1. Schicht gebildet.

Die laterale oder externe Fläche, an der zahlreiche Bündel der Radiatio optica austreten, wird in ihrem oralen Drittel durch die 1. Schicht dargestellt; an der Endigungsstelle letzterer erscheint die 2. Schicht, die sich sofort verkleinert und die 3. Schicht aufdeckt. Beim Beginn des caudalen Drittels vereinigt sich die 1. mit der 3. Schicht (Abb. 51), die bald endigt und die 2. Schicht

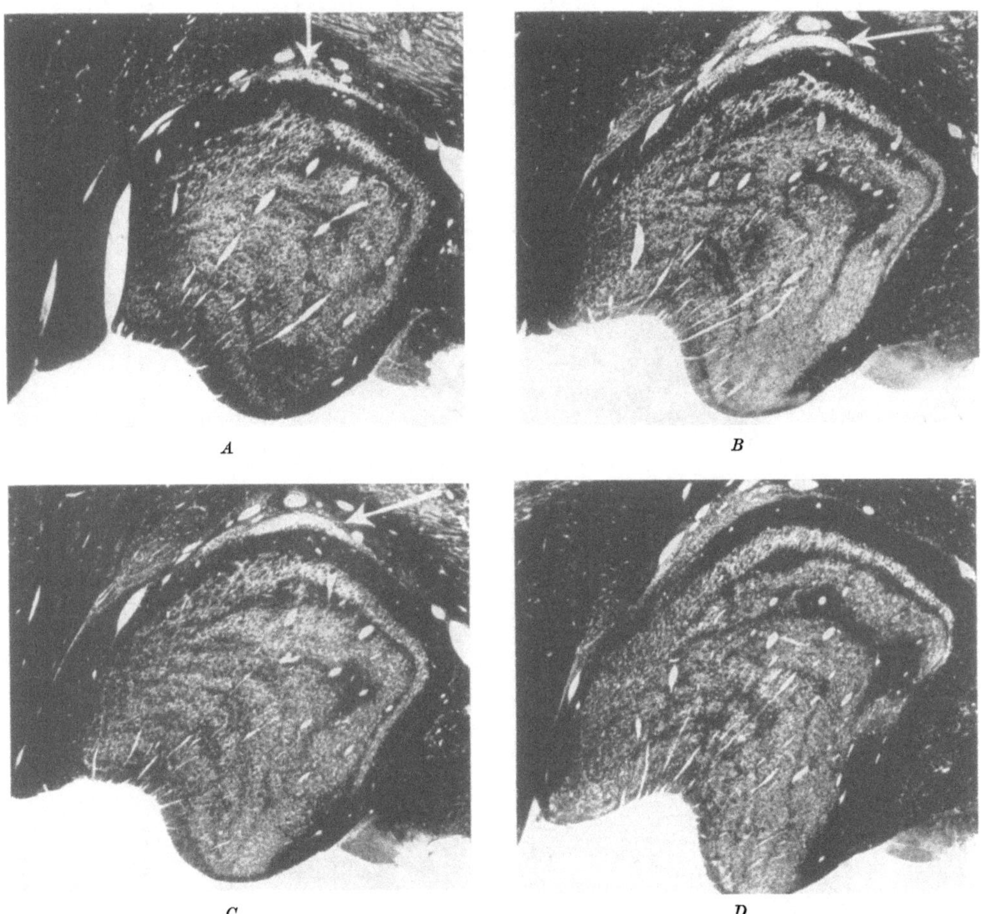

A   B

C   D

Abb. 49. Frontaler Pol und mittlerer Teil des Geniculatum externum des Maimon. SPIELMEYER-Färbung; Vergr. 10fach. *A* Präparat 3682; *B* Präparat 3694; *C* Präparat 3700; *D* Präparat 3709. Die Fasern des Tractus opticus erschöpfen sich an der medialen Fläche des Geniculatum externum. Außerdem zeigt Figur *A*, *B*, *C* die Verlagerung des dichten Prägeniculatum (weißer Pfeil); in Figur *D* ist nur noch das lose Prägeniculatum erkennbar.

freiläßt. An der Endigungsstelle des Geniculatum treten durch die Interstitien der Schichten dicke Faserbündel heraus, die in die Sehstrahlung eingehen.

An der medialen oder internen Fläche des Geniculatum treten die Fasern des Tractus opticus ein; letzterer zerfällt beim Maimon in drei Bündel: ein äußeres, ein mittleres und ein inneres.

Das äußere Bündel der Tractusfasern endigt am oralen Pol des Geniculatum externum und wird von der dorsalen Fläche aufgenommen (Abb. 48). Das mittlere Bündel verteilt sich auf das vordere Fünftel der Innenfläche, während das innere in einer mehr caudal und tiefer gelegenen Ebene eindringt (Abb. 49).

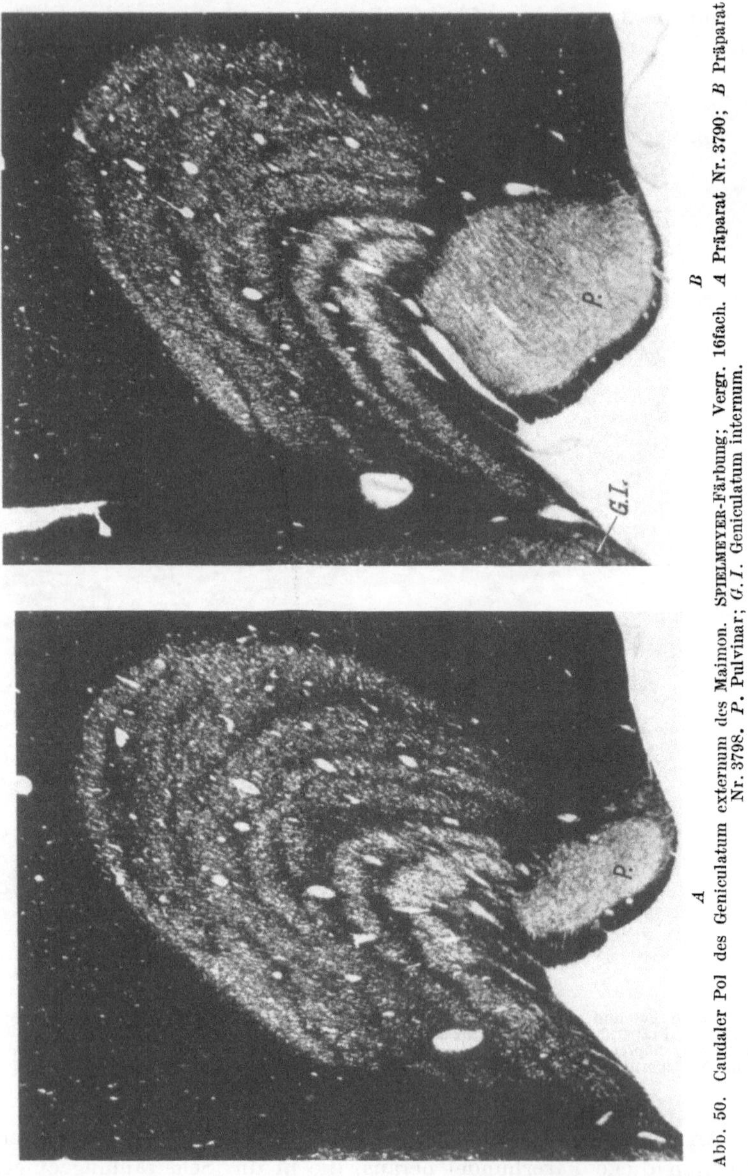

Abb. 50. Caudaler Pol des Geniculatum externum des Maimon. SPIELMEYER-Färbung; Vergr. 16fach. *A* Präparat Nr. 3790; *B* Präparat Nr. 3798. *P.* Pulvinar; *G.I.* Geniculatum internum.

Diese Aufteilung der Tractusfasern erklärt die Struktur der Schichten des Geniculatum des Maimon. Beim Menschen dagegen wird der Tractus opticus von der ventralen und medialen Fläche aufgenommen und das Einstrahlen der kompakten Faserbündel endigt an der Grenze des mittleren und des caudalen Drittels.

Die Innenfläche wird fast in ihrer ganzen Ausdehnung durch die 1. Schicht gebildet, und zeigt weniger Unebenheiten als die des Menschen.

Die ventrale Fläche ist wie beim Menschen nach allen Richtungen hin ausgehöhlt, die nach innen gerückte Furche (Abb. 48, 49) nimmt caudalwärts die Mittellinie ein. Das orale Fünftel dieser halbkonvexen Fläche wird von der 1. Schicht gebildet, darauf folgt die 5. ventrale Schicht, die sich bis zum caudalen Pol des Geniculatum verlängert.

Das Geniculatum externum des Maimon besitzt wie das des Menschen vier miteinander zusammenhängende Schichten, die 1. hängt mit der 3., die 2. mit der 4. zusammen, und eine Riesenzellenschicht, welche aus einer ventralen und einer dorsalen besteht. Die ventrale 5. hängt mit dem Zellkomplex der 1. und 3. Schicht zusammen, während sich die dorsale 5. mit der 2. und 4. Schicht vereinigt.

Die Gestaltung der 6. Schicht, die sehr von der des Menschen abweicht, wird durch das Eindringen der Tractusfasern bedingt.

Der größere Zellkomplex der 1. und 3. Schicht hat im allgemeinen gleiche Beziehungen wie beim Men-

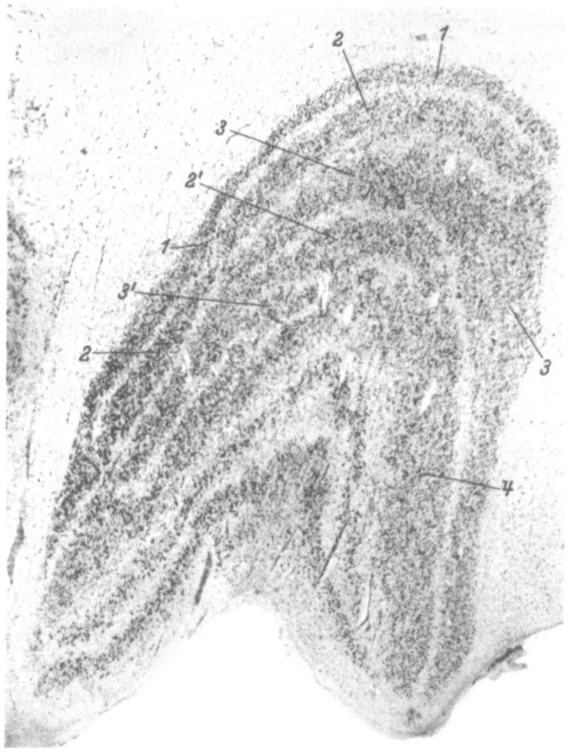

Abb. 51. Mittleres Drittel des Geniculatum externum des Maimon. NISSL-Färbung; Präparat Nr. 3770; Vergr. 19fach. Diese Abbildung zeigt die Aufspaltung der 1., 2., 3. und 4. Schicht.

schen, nur sind die Vereinigungsstellen zahlreicher (Abb. 51), die Schichten sind dünner, und vornehmlich in caudalen Ebenen finden wir sie in mehrere übereinanderliegende, vertikale Schichten geteilt. Die Vereinigung mit der ventralen 5. Schicht ist sehr deutlich (diese Schicht ist dicker als die dorsale 5.).

Die 1. und die 3. Schicht umhüllen die 2. und die 4., letztere zeigen ähnliche Beziehungen wie beim Menschen; während jedoch bei diesem die 2. Schicht an einigen Stellen äußerst schmal ist, erstreckt sie sich beim Maimon weit über die 3. Schicht hinaus, und besonders beachtenswert ist, daß sie an der Seitenfläche dieser Gegend erscheint. Wie die 1. und 3. Schicht wird auch dieser Zellkomplex durch übereinanderliegende Schichten gebildet.

Die 4. Schicht steht in enger Beziehung zur dorsalen 5., von der sie ein dickes Bündel antero-posteriorer Fasern trennt.

Die Entwicklung der dorsalen und ventralen 5. Schicht ist beim Maimon geringer als beim Menschen und sie bleiben in horizontaler Ebene, ohne eine Verlagerung zu erfahren.

b) Mikroskopische Anatomie. Die Ganglienzellen des Geniculatum externum wurden an Scharlachrot- und NISSL-Präparaten studiert.

Die 1., 2., 3. und 4. Schicht wird im NISSL-Bild durch verschieden große, mit 2, 3 und 4 Dendriten versehene Zellen gebildet. Ihr dunkles, mit nur wenigen Tigroidkörperchen versehenes Protoplasma umschließt den großen, hellen Kern, der einen gut sichtbaren Nucleolus enthält. Die Intercellulärsubstanz färbt sich nach NISSL schwächer als beim Menschen. Jede Zelle ist von zwei Neuroglia-arten umgeben: Neuroglia mit hellem Kern und solche mit dunklem Kern. Einige Ganglienzellen zeigen Gruppenbildung.

Der Aufbau der 1., 2., 3. und 4. Schicht wird durch das Eindringen der Tractus-fasern bedingt. Am frontalen Pol sind die Zellen lose verstreut, die Intercellulär-substanz zeigt zahlreiche Zwischenräume, durch die die Sehnervenfasern ein-dringen.

Das Pigment im Scharlachrot-Präparat wird durch drei bis vier kleine lipoide Granula gebildet (wahrscheinlich infolge des Alters des Tieres).

Die Ganglienzellen sind von Nervenfasern umgeben, welche große Maschen bilden, die Verteilung derselben ist wie beim Menschen.

Die 5. Schicht, die durch die dorsale 5. und ventrale 5. gebildet wird, besitzt große, mit langen und starken Dendriten versehene Zellen. Obwohl sie kleiner als die des Menschen sind, zeichnen sie sich vor den anderen Zellen durch ihr mit dicken und tief gefärbten Tigroidkörpern versehenes Protoplasma aus, weiter-hin dadurch, daß sie mehr Lipoidpigment aufspeichern.

Die 6. Schicht besitzt wie beim Menschen zwei Zellarten; von zartem Proto-plasma umgebene Zellen mit hellem Kern und andere mit dunklem Kern. Die Bedeutung der 6. Schicht klärte erst das Studium der Affen und Anthropoiden auf; diese Schicht liegt unterhalb der 5. Schicht in unmittelbarer Berührung mit den Tractusfasern. Wir haben feststellen können, daß diese Schicht stets die Fasern des Tractus opticus begleitet, bevor diese in das Geniculatum ein-dringen, besonders an der Innenfläche desselben. Wir erkennen hier zunächst die 6. Schicht und späterhin erst die 1., 2., 3. und 4. Schicht.

Die Nervenfasern des Geniculatum externum werden durch die Fasern des Tractus opticus, der Radiatio optica und der Radiatio cellularum gigantium gebildet.

c) Prägeniculatum. Das Studium des Prägeniculatum des Maimon läßt mit außerordentlicher Deutlichkeit die Verschiedenheit in der Struktur und Funktion des losen und dichten Teiles erkennen.

Der Tractus opticus teilt sich in mehrere Bündel, die aufeinanderfolgend in das Geniculatum eindringen (Abb. 48, 49). Die äußeren Bündel verteilen sich sofort im Geniculatum, und das dichte Prägeniculatum steht in direkter Be-ziehung zu denselben. Beim Eindringen der Fasern der mittleren Bündel ver-lagert sich das dichte Prägeniculatum medialwärts, um mit diesen Bündeln in Verbindung zu treten. Nach Endigung der innersten Fasern der mittleren Bündel verlagert es sich noch weiter medialwärts und endigt mit den letzten Tractus-fasern (Abb. 48, 49).

Erst hier, an der Endigungsstelle der inneren Kapsel, beginnt das lose Prägeniculatum, das dauernd Beziehung zum hinteren Rand der Capsula interna beibehält. Es schmiegt sich dem frontalen Pol des Geniculatum externum an und tritt in enge Verbindung mit dem dichten Prägeniculatum und täuscht so eine einheitliche Formation, wie beim Menschen, vor. Sobald der hintere Rand der inneren Kapsel zum mittleren Teil des Geniculatum in Beziehung tritt, erscheinen die zwei Abteilungen voneinander getrennt (Maimon und Mangabey).

Die histologische Struktur des dichten Prägeniculatum ist ähnlich der des Menschen, nur sind seine Zellen kleiner und in geringerer Anzahl vorhanden. Die Myelinfasern vereinen sich zu dicken, voneinander getrennten Bündeln (Abb. 48, 49).

Der Aufbau des losen Prägeniculatum ähnelt dem der Gitterschicht des Thalamus.

2. Geniculatum externum des Mangabey.
Cercopithecus fuliginosus. Afrika-BREHM.

Das Gehirn des dunklen Mangabey stellt durch seine Struktureigenheiten eine Mittelstufe zwischen dem des Maimon und dem des Schimpansen dar. Wie die Außenfläche des Gehirns (Abb. 52) erkennen läßt, ist die Komplikation der Hirnwindungen des Mangabey, die denen des Gibbon ähneln, größer als die des Maimon.

a) Makroskopische Anatomie. Das Corpus geniculatum externum des Mangabey mißt annähernd 8,5 mm und ist etwas länger und umfangreicher als das des Maimon; seine Lage in der Hirnmasse ähnelt mehr der des Maimon; das heißt, seine Lage zur inneren Kapsel ist oraler als beim Schimpansen

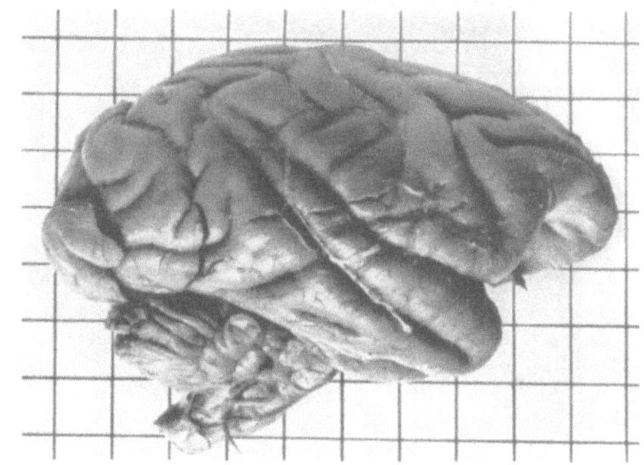

Abb. 52. Äußere Hirnoberfläche des Mangabey.
Cercopithecus fuliginosos.

und beim Menschen; so daß das lose und dichte Prägeniculatum vollkommen voneinander getrennt ist.

Mit seinem frontalen Pol nimmt das Geniculatum die Fasern des Tractus opticus auf, der nicht nur wie beim Maimon in mehrere Faserbündel zerfällt, sondern diese Zerteilung des Tractus opticus in Bündel ist außerdem durch Furchen an der Oberfläche desselben gekennzeichnet (Abb. 53). Ebenso wie das Geniculatum des Maimon richtet sich sein caudaler Pol auf und schmiegt sich einer vom Pulvinar abhängigen grauen Masse an.

Seine Beziehungen zu den benachbarten anatomischen Elementen ist ausgedehnter als beim Maimon; auf einer großen Strecke wird das Geniculatum von der inneren Kapsel durch die Tractusfasern getrennt. Die mediale Fläche steht fortlaufend in Beziehung zur inneren Kapsel, zum losen Prägeniculatum, zur Gitterschicht des Thalamus, zum Geniculatum internum und zum Pulvinar.

Die dorsale Fläche ist von vorne nach hinten in Berührung mit dem Globus pallidus, dem dichten Prägeniculatum, dem temporo-pontinen Bündel, der Gitterschicht des Thalamus und dem Pulvinar.

Die Seitenfläche grenzt an das Putamen, an das temporo-pontine Bündel und an das WERNICKEsche Feld; sie hat, ebenso wie bei dem Maimon, keinen Sporn.

Die ventrale Fläche, deren frontales Drittel von tiefen Furchen und deren beide mittlere Viertel von einer schmalen tiefgehenden Furche durchzogen sind, steht zu den Tractusfasern in Beziehung und letztere wiederum zur Fissura transversa und dem sphenoidalen Ventrikel.

Seine Flächen sind glatter als diejenigen beim Maimon. Die dorsale, nach allen Richtungen hin konvexe Fläche wird durch die 1. Schicht gebildet; erst am caudalen Pol erscheint die 3. und 4. Schicht und in der caudalsten Ebene die 2. und 4. Schicht. Die dorsale Fläche wird durch die vom Geniculatum ausgehenden Nervenfasern begrenzt; diese Fasern treten zu einem dicken Bündel zusammen, das wie eine Kappe dem Geniculatum aufsitzt, und sie entfernen sich von demselben vermittels einer besonderen Drehung, die wir weiter unten beschreiben werden.

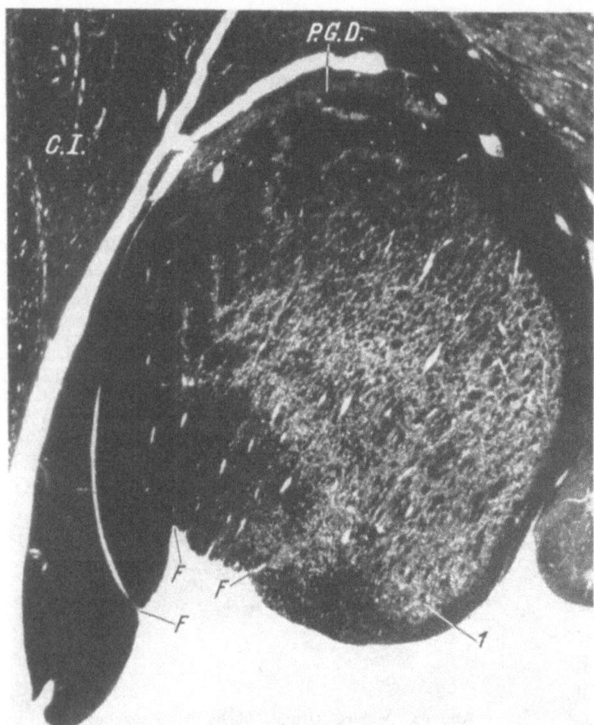

Abb. 53. Tractus opticus und frontaler Pol des Geniculatum externum des Mangabey. SPIELMEYER-Färbung; Präparat Nr. 3877; Vergr. 15,6fach. Vom Tractus opticus ist nur noch das innerste Faserbündel zu erkennen. *P.G.D.* dichtes Prägeniculatum; *C.I.* Capsula interna; *1* 1. Schicht des Geniculatum; *F* Furchen.

Mit der medialen Fläche nimmt das Geniculatum externum des Mangabey wie das des Maimon einen wichtigen Anteil der Tractusfasern auf; die Intercellulärsubstanz der Schichten, die von Tractusfasern durchkreuzt wird, zeigt aeroläres Aussehen, das sich in den Schichten der medialen Fläche des Geniculatum vom frontalen Pol bis zur Mitte desselben erstreckt.

Am frontalen Pol wird die mediale Fläche durch die 1. und 4. Schicht, caudalwärts nur durch die 1. Schicht gebildet. In der Nähe des caudalen Pols wird durch das Ausbleiben der 1. Schicht die Vereinigungsstelle der 2. und 4. Schicht sichtbar; der caudale Pol der medialen Fläche wird lediglich durch die 4. Schicht gebildet. Ebenso wie beim Maimon nimmt weder die dorsale, noch die ventrale

5. Schicht an der Bildung der medialen Fläche teil, eine Eigenheit von außerordentlicher Wichtigkeit im Vergleiche zum Geniculatum des Menschen. Vom frontalen Pol bis zur Mitte des Geniculatum wird die mediale Fläche von den Tractusfasern, caudalwärts von den Fasern der Radiatio optica bedeckt.

Die laterale Fläche wird fast ausschließlich von der 1. Schicht gebildet, deren mittleres Drittel durch Furchenbildungen bedingte Unebenheiten zeigt. Erst am caudalen Drittel erscheint ein Teil der 2. Schicht, später ein schmaler Rand der 3. und ferner ein dünner Saum der 4. Schicht.

Die Tractusfasern und die Fasern der Radiatio cellularum gigantium bilden die ventrale Fläche; diese zeigt am frontalen Pol drei anterio-posteriore Furchen, welche der Aufteilung des Tractus opticus in Bündel entsprechen. Mit der Disminution der Tractusfasern geht die Verminderung der Furchen einher, und schon am mittleren Drittel des Geniculatum erkennt man nur noch eine große, tiefgehende Furche, die bis zum caudalen Pol reicht.

Am caudalen Pol des Geniculatum beginnt auf der äußeren Lippe der antero-posterioren Furche eine vom Pulvinar ab-

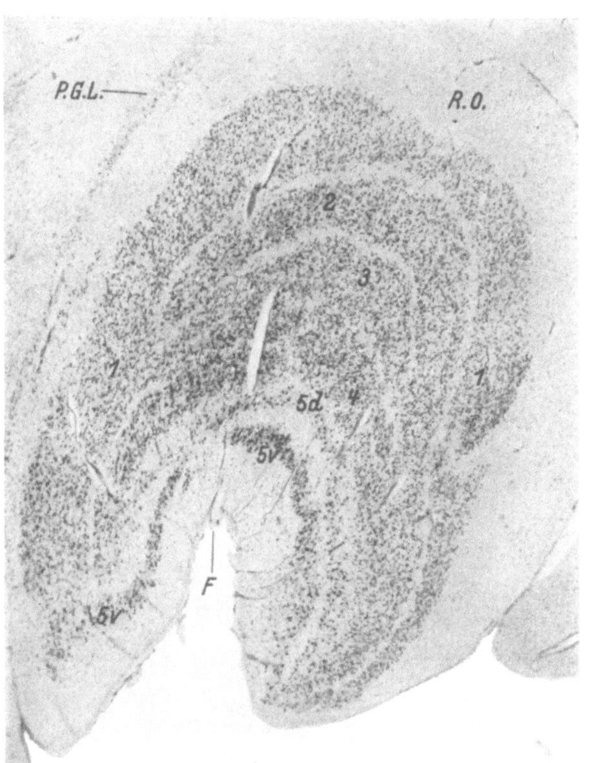

Abb. 54. Mittlerer Teil des Geniculatum externum des Mangabey. NISSL-Färbung; Präparat Nr. 3965; Vergr. 15,6fach. *P. G. L.* loses Prägeniculatum; *R. O.* Radiatio optica; *F* Furche.

hängige graue Masse, die sich ebenso wie beim Maimon entwickelt und den caudalen Pol beträchtlich aufrichtet (Abb. 55).

Der frontale Pol des Geniculatum wird durch die 1. Schicht und einen schmalen Fortsatz der 4. Schicht gebildet. Als interessante Besonderheit bemerken wir, daß die ventrale 5. Schicht mit der 1. Schicht verknüpft schon am oralen Pol des Geniculatum erscheint, so daß wir annehmen müssen, daß die Fasern des Tractus opticus und die der Radiatio cellularum gigantium untereinander vermischt an der ventralen Fläche des Geniculatum ziehen.

Caudalwärts verjüngt sich das Geniculatum und sein caudaler Pol wird nur durch die vertikal angeordnete 1. und 2. Schicht gebildet.

Wie beim Maimon sind beim Mangabey die 1., 2., 3. und 4. Schicht übereinander gelagert und durch Fortsätze miteinander verbunden. Die Vereinigung der Schichten wird durch Verbindungsbrücken hergestellt, die durch Öffnungen in den einzelnen Schichten hindurchziehen. Diese Schichten spalten sich sekundär, so daß das Geniculatum stellenweise statt vier sechs Schichten erkennen läßt.

Die dorsale 5. Schicht ist eng mit der 4. Schicht und die ventrale 5. mit der 1. Schicht verbunden; diese Verknüpfung ähnelt derjenigen beim Maimon, beim Mangabey zeigt sie sich besonders deutlich (Abb. 54).

Sowohl beim Maimon als auch beim Mangabey wird das Geniculatum durch zwei Systeme zusammengesetzt; das erste wird durch die 1., 3. und ventrale 5. Schicht, das zweite durch die 2., 4. und dorsale 5. Schicht dargestellt. Es ist anzunehmen, daß die Einteilung der des Menschen und des Schimpansen entspricht, so daß das erste System mit dem kontralateralen Auge, während das zweite mit dem homolateralen Auge in Verbindung steht.

Die 6. Schicht besitzt eine ausgedehntere Verteilung als beim Menschen, sie ist sowohl am frontalen Drittel als auch längs der ventralen Fläche des Geniculatum zu erkennen.

b) Mikroskopische Anatomie. Die wie beim Maimon angeordneten Zellen sind von gleichem Aussehen und gleicher Größe wie bei diesem. Mit Ausnahme einiger Einzelheiten der topographischen Anatomie und der Verteilung der Schichten sind die Geniculata des Maimon und Mangabey gleich.

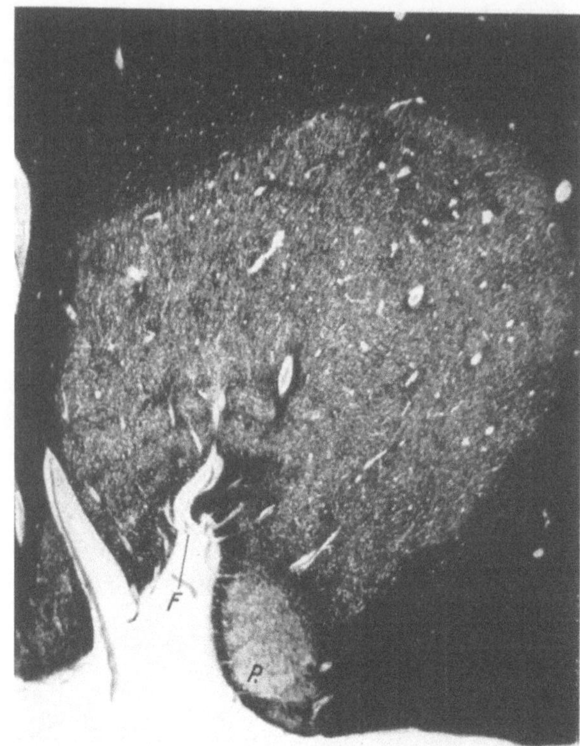

Abb. 55. Pulvinar und Geniculatum externum. SPIELMEYER-Färbung; Präparat Nr. 4037; Vergr. 15,6fach. Beginn des Pulvinars unter- und außerhalb des Geniculatum externum. *P.* Pulvinar; *F* Furche.

c) Prägeniculatum. Das dichte Prägeniculatum beginnt an der gleichen Stelle, wie das des Maimon und verlagert sich allmählich zur Aufnahme der neu eintretenden Tractusfasern; es begrenzt auf diese Weise wie ein Band schräg von vorne nach hinten und von außen nach innen die dorsale und mediale Fläche des frontalen Pols des Geniculatum. Das lose Prägeniculatum beginnt erst nach der Endigungsstelle der inneren Kapsel; beide Prägeniculata erscheinen voneinander getrennt, das dichte mit der Sehbahn, das lose mit der Gitterschicht des Thalamus verbunden.

3. Geniculatum externum des Schimpansen.
(Troglodites niger.)

In Abb. 56 ist die äußere Hirnoberfläche dieses Anthropoiden dargestellt; die Ähnlichkeit derselben mit der des Menschen ist auffallend und der Vergleich des menschlichen Geniculatum mit dem des Schimpansen ist außerordentlich interessant. KÖRNIEYs Behauptung, daß die Struktur des Geniculatum der nicht anthropoiden Affen der des menschlichen ähnlicher sei als die der Anthropoiden, ist unannehmbar und nur auf ein ungenaues Studium des Geniculatum des Menschen und der Anthropoiden zurückzuführen.

Außerdem war durch einen glücklichen Umstand bei unserem Schimpansen der rechte Nervus opticus zerstört, so daß wir im Geniculatum externum eine alternierende Degeneration der Schichten feststellen konnten, die fast vollständig mit der entsprechenden Erscheinung beim Menschen übereinstimmt.

a) Makroskopische Anatomie. Die Längsachse des Geniculatum externum des Schimpansen mißt wie die desjenigen des Maimon ungefähr 7 mm. Mit seinem frontalen Pol nimmt das

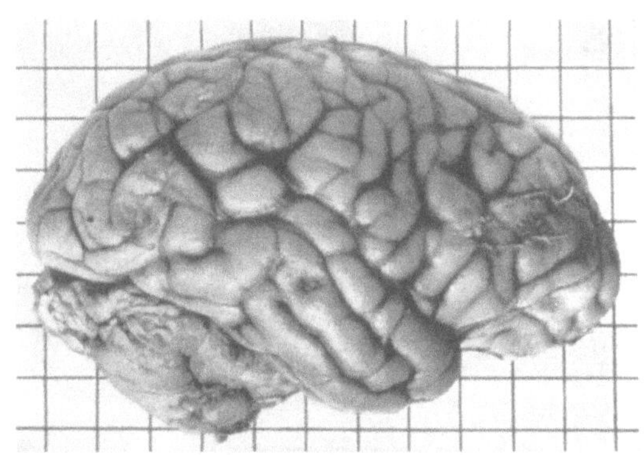

Abb. 56. Äußere Hirnoberfläche des Schimpansen. (Jedes Quadrat entspricht 1 cm im Quadrat.)

Geniculatum die Fasern des Tractus opticus auf; sein caudaler Pol wird nicht, wie beim Maimon, durch die graue Masse des Pulvinars aufgerichtet, sondern bleibt stets wie beim Menschen in Kontakt mit der Pia mater (Abb. 61). Diese Charakteristica, von KÖRNIEY außer acht gelassen, bringen den Schimpansen dem Menschen näher als den Maimon und den Mangabey.

Mit seiner medialen Fläche grenzt das Geniculatum an die innere Kapsel, von der sie auf eine kurze Strecke durch die Fasern des Tractus opticus getrennt wird (ähnlich wie beim Menschen). Seine Beziehung zur inneren Kapsel und seine Anordnung ist dieselbe wie beim Menschen. Das Geniculatum ist auf seiner ganzen Ausdehnung von einer Markkapsel umgeben, der Radiatio optica, die sie von den benachbarten Regionen abtrennt. Die mediale Fläche tritt durch diese Kapsel fortlaufend mit der Capsula interna, dem losen Prägeniculatum, der Gitterschicht des Thalamus, dem Geniculatum internum und dem Pulvinar in Verbindung.

Die dorsale Fläche steht in Beziehung zur sublentikulären Region, zum losen und dichten Prägeniculatum, zum temporo-pontinen Bündel und zum WERNICKEschen Feld. (Diese Beziehungen sind wie beim Menschen.)

Die laterale Fläche grenzt an das Putamen, an das temporo-pontine Bündel und an das WERNICKEsche Feld. Sie zeigt den Anfang eines Spornes und ähnelt etwas den menschlichen Geniculata mit nur kleinem Sporn. Diese Beobachtung widerspricht ebenfalls den Angaben KÖRNIEYs.

Die ventrale Fläche steht mit den Fasern des Tractus opticus in Verbindung,
diese wiederum mit der Fissura transversa und dem sphenoidalen Ventrikel.

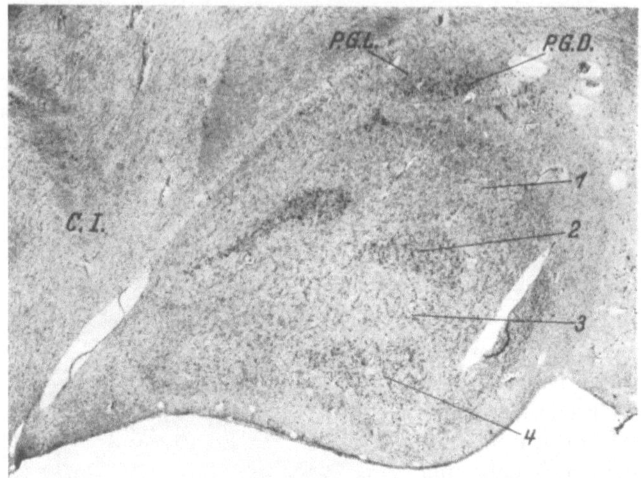

Abb. 57. Frontaler Pol des linken Geniculatum externum des Schimpansen. NISSL-Färbung; Präparat Nr. 4243;
Vergr. 14fach. *P. G. L.* loses Prägeniculatum; *P. G. D.* dichtes Prägeniculatum; *1, 3* 1. und 3. atrophierte
Schicht; *2, 4* 2. und 4. normale Schicht; *C. I.* Capsula interna.

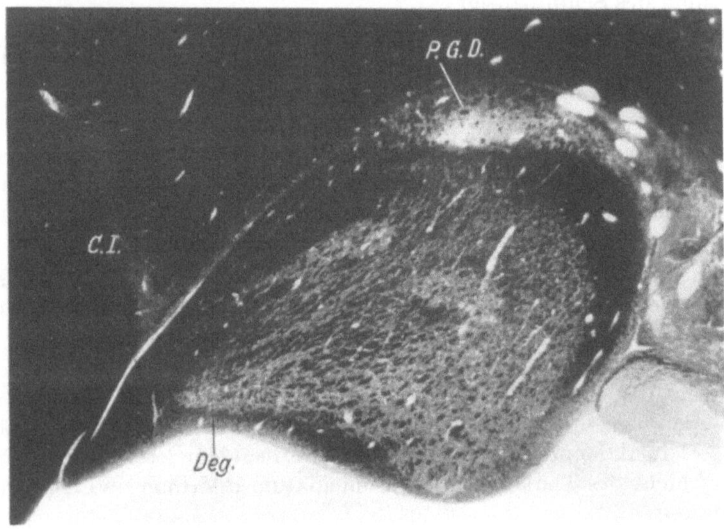

Abb. 58. Frontaler Pol des linken Geniculatum externum des Schimpansen. SPIELMEYER-Färbung; Präparat
Nr. 4242; Vergr. 14fach. *C. I.* Capsula interna; *P. G. D.* dichtes Prägeniculatum; *Deg.* degenerierte Zone
des Tractus opticus.

Wie wir bereits erwähnten, grenzt sie stets an die Pia mater und wird nicht durch
eine vom Pulvinar abhängige graue Masse aufgerichtet, wie es beim Maimon
und beim Mangabey der Fall ist. Diese Beobachtung bestätigt die größere
Ähnlichkeit der Geniculata des Schimpansen und des Menschen.

Der frontale Pol nimmt die Fasern des Tractus opticus auf, die wie beim Menschen schnell endigen.

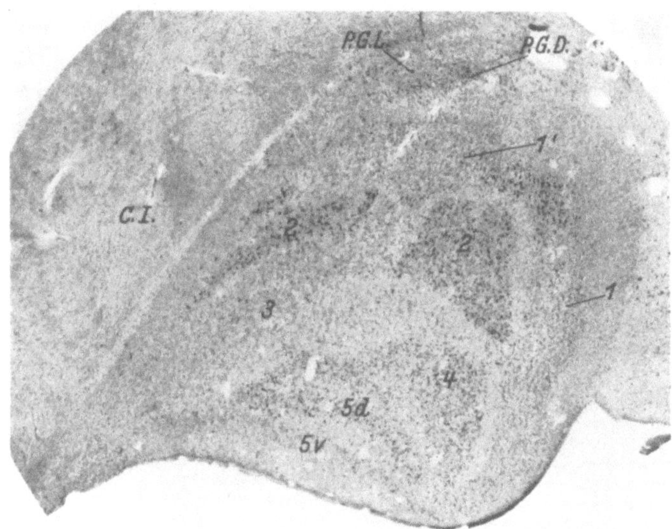

Abb. 59. Mittlerer Teil des linken Geniculatum externum des Schimpansen. NISSL-Färbung; Präparat Nr. 4261; Vergr. 14fach. *P. G. L.* loses Prägeniculatum; *P. G. D.* dichtes Prägeniculatum; *1, 3, 5v* 1., 3. und ventrale 5. Schicht atrophiert; *2, 4, 5d* 2., 4. und dorsale 5. normale Schicht; *C. I.* Capsula interna.

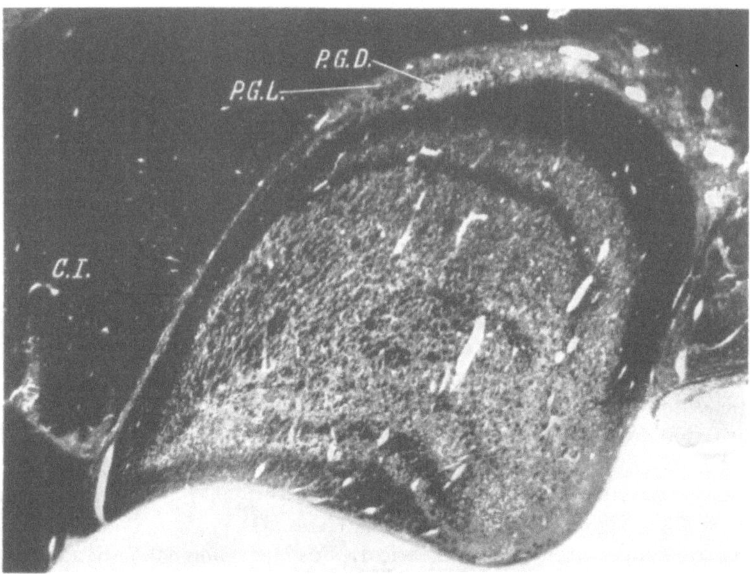

Abb. 60. Mittlerer Teil des linken Geniculatum externum des Schimpansen. SPIELMEYER-Färbung; Präparat Nr. 4260; Vergr. 14fach. *P. G. D.* dichtes Prägeniculatum; *P. G. L.* loses Prägeniculatum; *C. I.* Capsula interna.

Der caudale Pol endigt wie der menschliche, zugespitzt und vertikal (Abb. 61), im Gegensatz zu dem des Maimon und des Mangabey. In der Abb. 2 der Arbeit

Körnieys ist das Präparat in einer falschen Richtung dargestellt. Der caudale Pol steht in enger Beziehung zur Pia mater.

Die allgemeine Form der Schichten des Geniculatum des Schimpansen ist die folgende:

Die obere oder dorsale Fläche ist nach allen Richtungen hin konvex und wird mit Ausnahme des caudalsten Endes durch die 1. Schicht gebildet (Abb. 57, 59).

Die laterale oder externe Fläche ist durch Faltungen der 1. Schicht uneben geworden, ihre Ähnlichkeit mit der des Menschen ist beachtenswert.

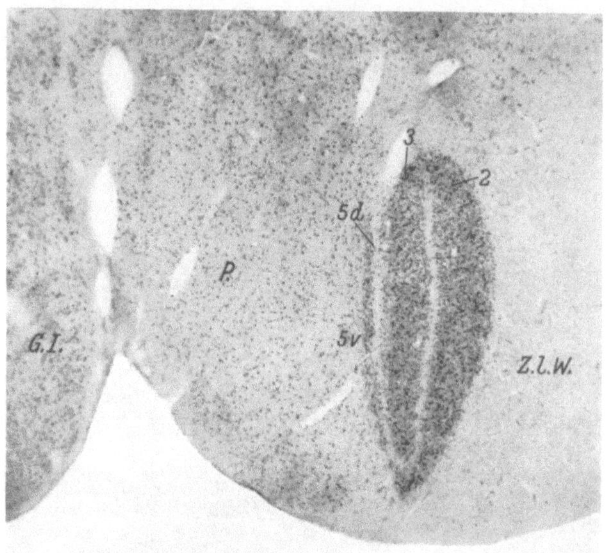

Abb. 61. Caudaler Pol des linken Geniculatum externum des Schimpansen. Nissl-Färbung; Präparat Nr. 4355; Vergr. 14fach. *Z. l. W.* Zona lateralis Wernicke; *G. I.* Geniculatum internum; *P.* Pulvinar; *2, 3, 5d, 5v, 2., 3.,* dorsale 5. und ventrale 5. Schicht.

Die mediale oder innere Fläche zeigt große Ähnlichkeit mit der menschlichen, denn in dieser Fläche findet die Umlagerung der 5. Schicht statt, die aus der ventralen Fläche in die interne übergeht. Weder beim Maimon noch beim Mangabey ist dieses zu beobachten. Die mediale Fläche nimmt mit seinem vorderen Teil die Fasern des Tractus opticus auf; aber da diese sich bald erschöpfen, erkennt man schnell die Faserbündel der Radiatio optica. An der inneren Fläche erscheinen sukzessiv die 1., 2. und 3. Schicht, während das caudale Fünftel von der dorsalen und ventralen 5. Schicht gebildet wird, die aus der ventralen Fläche des Geniculatum auf den hinteren Teil der inneren Fläche übergreifen. Diese Verlagerung der 5. Schicht, eine Eigenheit, welche die Struktur des Geniculatum des Schimpansen der des Menschen weitgehend nähert, wurde von Körniey vollständig außer acht gelassen (Abb. 61).

Die ventrale oder untere Fläche ist wie die des Menschen nach allen Richtungen hin ausgehöhlt; die nicht sehr tiefe Furche folgt im allgemeinen der Mittellinie des Organs. Das vordere Fünftel wird durch die 1. und 3. Schicht gebildet; bald jedoch beginnt die ventrale 5. Schicht, die sich in der caudalen Region nach innen verlagert, so daß die 1. und 4. Schicht bloßgelegt wird (ähnlich wie beim Menschen).

Die Struktur des Geniculatum externum des Schimpansen zeigt große Ähnlichkeit mit der des menschlichen Kniehöckers. In unserem Exemplar konnte die alternierende Funktion der Schichten durch die alternierende Degeneration und Atrophie der sie bildenden Zellen nachgewiesen werden. Abb. 62 zeigt bei starker Vergrößerung die atrophierte 1. und die normale 2. Schicht, der Unterschied zwischen diesen beiden Schichten ist bemerkenswert. Im linken Geniculatum externum waren die 1., 3. und ventrale 5. Schicht degeneriert

(Abb. 57, 59); außerdem konnten wir die Degeneration der Tractusfasern, die dem gekreuzten Faserbündel entsprechen, mit der Scharlachrotfärbung nachweisen. Ähnlich wie beim Menschen ist der anatomische Zusammenhang der 1., 3. und ventralen 5. Schicht in normalen Präparaten des Geniculatum des Schimpansen nicht in so klarer Form nachweisbar, wie es beim Maimon und beim Mangabey wohl der Fall ist. Nur die Degeneration des rechten Sehnerven erlaubte uns den Nachweis der anatomischen und funktionellen Zusammengehörigkeit der 1., 3. und ventralen 5. Schicht im linken Geniculatum externum des Schimpansen festzustellen.

Die Gestaltung der 6. Schicht gleicht völlig der des Menschen.

Die 1. und 3. Schicht sind umfangreicher als die

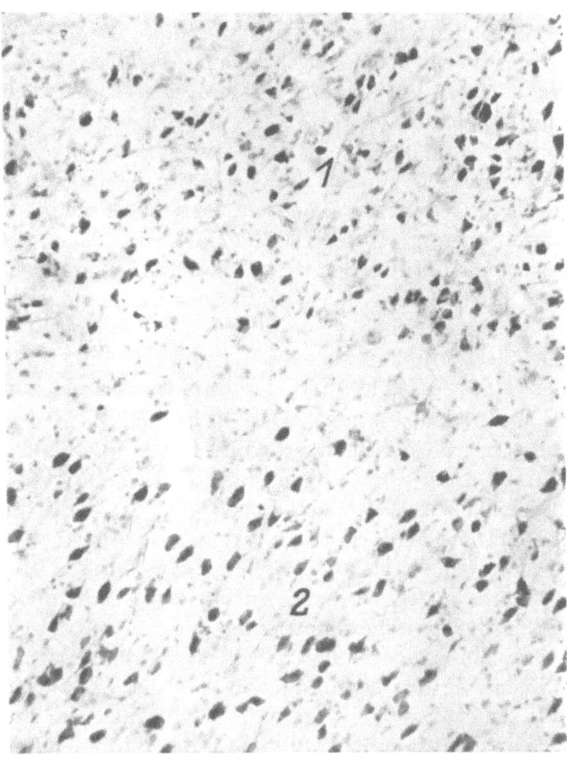

Abb. 62. Starke Vergrößerung der 1. und 2. Schicht des linken Geniculatum externum des Schimpansen. NISSL-Färbung; Präparat Nr. 4291; Vergr. 150 fach. *1* 1. atrophierte Schicht; *2* 2. normale Schicht (Läsion des rechten Sehnerven).

2. und 4. Schicht; sie besitzen im allgemeinen die gleichen Beziehungen wie die des Menschen, andererseits ähneln sie denen des Maimon und Mangabey, da sie sich wie bei jenen in sekundäre Lamellen spalten.

Wie wir bereits bei den anderen Affen und beim Menschen sehen konnten, werden die 2. und 4. Schicht von der 1. und 3. umgeben; die Anordnung der ersteren ist wie beim Menschen, nur daß sie durch Spaltungen und Verbindungen Teile der 1. und 3. Schicht hindurchlassen.

Die 4. Schicht steht in enger Beziehung zur dorsalen 5. Schicht, von der sie stets durch die Fasern der Radiatio cellularum gigantium getrennt ist.

Die dorsale und ventrale 5. Schicht zeigen beim Schimpansen viel stärkere Entwicklung als beim Maimon und beim Mangabey. Während sie bei letzterem nur als Satelliten der 1. und 4. Schicht auftreten, stellen sie beim Schimpansen Formationen mit determinierter Stellung im Geniculatum dar. Sie sind wie beim Menschen von großer Wichtigkeit und Bedeutung, die wohl in Beziehung zu ihrer efferenten Bahn steht: der Radiatio cellularum gigantium.

b) Mikroskopische Anatomie. Die Zellen der grauen Schichten des Geniculatum externum des Schimpansen wurden mit Hilfe der NISSL- und der Scharlachrotfärbung untersucht.

Die 1., 2., 3. und 4. Schicht besitzen einander ähnelnde Struktur und werden durch Zellen mittlerer Größe gebildet. Der helle Kern mit dem zentralen Nucleolus ist wie beim Menschen von Protoplasma umgeben, das reichliche NISSLsche Granula enthält. Die Zelle besitzt zwei bis drei protoplasmatische Fortsätze und lipoides Pigment, das mit Scharlachrot stark gefärbt erscheint. Die dorsale und ventrale 5. Schicht wird aus großen Zellen, Riesenzellen, zusammengesetzt, deren Achsenzylinder die Radiatio cellularum gigantium bilden. Ihre große Ähnlichkeit mit den menschlichen Riesenzellen erübrigt eine detaillierte Beschreibung derselben. Die kleinen Zellen der 6. Schicht verteilen sich am Boden des Geniculatum, der den Fasern des Tractus opticus entspricht.

Die Verteilung der Myelinfasern im Geniculatum externum des Schimpansen zeigt große Ähnlichkeit mit derselben im menschlichen Kniehöcker (s. Kap. IV, 2); der Faserkomplex des Geniculatum externum ist aus Fasern des Tractus opticus, der Radiatio optica und der Radiatio cellularum gigantium zusammengesetzt.

c) Prägeniculatum. Das Studium des Prägeniculatum des Schimpansen zeigt in noch deutlicherer Weise die Ähnlichkeit zwischen diesem Anthropoiden und dem Menschen. Beim Maimon und Mangabey sind das lose und das dichte Prägeniculatum getrennt; sie ziehen dem Gesetz der Neurobiotaxis und der topographischen Anordnung der benachbarten Organe entsprechend nach der Stelle, von der sie die stärksten korrelativen Reize empfangen. Beim Schimpansen dagegen wird die Fusion des losen und dichten Prägeniculatum durch die topographische Anordnung der benachbarten Formationen bedingt, wie es auch beim Menschen der Fall ist (Abb. 57, 58, 59, 60). Der interne Teil des Prägeniculatum vereinigt sich mit der Zona incerta. Da sich die Fasern des Tractus opticus wie beim Menschen schnell erschöpfen, verlagert sich das dichte Prägeniculatum nicht, wie es beim Maimon und Mangabey der Fall ist.

Die histologische Struktur der beiden Prägeniculata des Schimpansen ist der der menschlichen außerordentlich ähnlich, so daß sich eine Beschreibung derselben erübrigt.

In nachfolgender Tabelle haben wir die Struktureigenheiten, die den Schimpansen dem Menschen nähern und den Maimon von letzterem trennen, zusammengestellt.

Geniculatum externum des Schimpansen (Struktureigenheiten, die es dem Menschen nähern)	*Geniculatum externum des Maimon und Mangabey* (Struktureigenheiten, die es vom Menschen entfernen)
1. Tractus opticus, der sich schnell im frontalen Pol des Geniculatum externum erschöpft	1. Tractus opticus endigt in Bündel geteilt, an der internen Fläche des Geniculatum externum
2. Beziehung des Geniculatum externum zur inneren Kapsel, wie beim Menschen	2. Frontale Position des Geniculatum externum in Beziehung zur Endigung der inneren Kapsel
3. Zeigt den Beginn eines Sporns	3. Kein Sporn vorhanden

Geniculatum externum des Schimpansen (Struktureigenheiten, die es dem Menschen nähern)	*Geniculatum externum des Maimon und Mangabey* (Struktureigenheiten, die es vom Menschen entfernen)
4. Die 5. Schicht lagert sich aus der ventralen Fläche des Geniculatum externum in die interne um	4. Die 5. Schicht bleibt völlig an der ventralen Fläche des Geniculatum externum
5. Verteilung der 6. Schicht wie beim Menschen	5. Eigener Typus der Verteilung der 6. Schicht
6. Der caudale Pol ist vertikal	6. Der caudale Pol ist horizontal
7. Der caudale Pol steht in Kontakt mit der Pia mater	7. Der caudale Pol ist durch eine Verlängerung des Pulvinars aufgerichtet
8. Loses und dichtes Prägeniculatum miteinander verschmolzen	8. Loses und dichtes Prägeniculatum getrennt
9. Dichtes Prägeniculatum verlagert sich nicht	9. Dichtes Prägeniculatum verlagert sich
10. Loses Prägeniculatum vereinigt sich mit der Zona incerta	10. Loses Prägeniculatum ist mit der Gitterschicht des Thalamus verbunden

4. Geniculatum externum des Orang-Utan.
(Symia satyrus).

Die Untersuchung des Orang-Utan ermöglichte uns die Berichtigung der irrtümlichen Behauptung KÖRNIEYs, auf dessen Arbeit wir bereits bei der Beschreibung des Geniculatum des Schimpansen hinwiesen.

a) Makroskopische Anatomie. Das Geniculatum externum des Orang-Utan zeigt sehr große Ähnlichkeit mit dem des Menschen, so daß ein unvorbereiteter Beobachter es leicht mit dem menschlichen verwechseln könnte. Alle Eigenheiten von menschlichem Typus, auf die wir bereits in der Arbeit über den Schimpansen hinwiesen, sind beim Orang-Utan noch viel deutlicher ausgeprägt. Die geringste Ähnlichkeit mit dem Geniculatum externum des Menschen besitzt der Kniehöcker des Kai (Cebus fatuellus), ihm folgt in zunehmender Ähnlichkeit der Kniehöcker des Maimon, des Mangabey, des Schimpansen, und die größte Ähnlichkeit zeigt das Geniculatum des Orang-Utan.

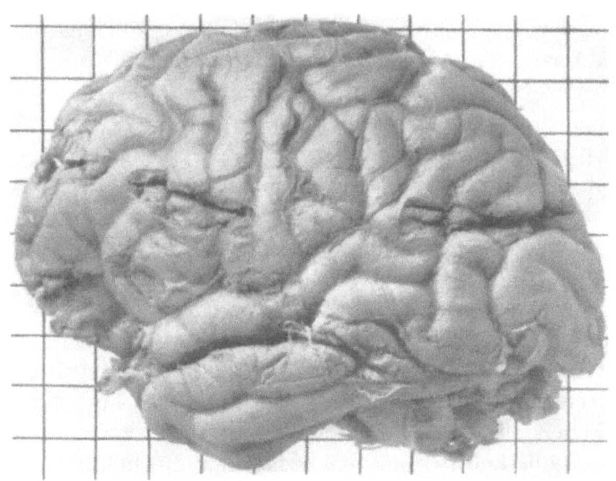

Abb. 63. Äußere Hirnoberfläche des Orang-Utan.

Zur Vervollständigung dieses Studiums fehlt uns das Geniculatum externum des Gibbon und des Gorilla, beides nur schwer zu erhaltendes Material. Der Gibbon müßte zwischen dem Mangabey und dem Schimpansen eingeschaltet werden, während der Kniehöcker des Gorilla das dem des Menschen am meisten ähnelnde Exemplar wäre.

In Abb. 63 ist die äußere Oberfläche des Hirns des Orang-Utan abgebildet.

Das Geniculatum externum des Orang-Utan nimmt fast die gleiche Gegend wie das des Menschen ein. Es hat wie alle Geniculata die Form eines in die Länge gezogenen Ovals und mißt annähernd 9 mm in antero-posteriorer Richtung. Mit seinem frontalen Pol nimmt es die Fasern des Tractus opticus auf und sein caudaler Pol endigt vertikal, an die Pia mater grenzend, ebenso wie beim Geniculatum des Menschen und des Schimpansen. Es nähert sich jedoch mehr dem des Menschen, da sein caudaler Pol dick ist und nicht, wie der des Schimpansen zugespitzt.

Seine mediale Fläche steht in Beziehung zur inneren Kapsel, von der sie auf eine kurze Strecke durch die Fasern des Tractus opticus getrennt wird. Caudalwärts ist das Geniculatum von einer Markfaserkapsel umschlossen (Radiatio optica), die es nacheinander von folgenden Regionen abtrennt: Capsula interna, loses und dichtes Prägeniculatum, Geniculatum internum und Pulvinar.

Die dorsale Fläche steht in Beziehung zur sublentikulären Region, zum losen und dichten Prägeniculatum, zum temporo-pontinen Bündel und zum WERNICKEschen Felde.

Die laterale Fläche grenzt an das temporo-pontine Bündel und an das WERNICKEsche Feld.

Die ventrale Fläche, fast identisch mit der des Menschen, steht mit den Tractusfasern in Verbindung, diese wiederum mit der Fissura transversa und dem sphenoidalen Ventrikel. Sie steht stets in Berührung mit der Pia mater oder mit dem Ependym des Ventrikels. Die Furche dieser Fläche ist am caudalen Pol besonders tief. Der frontale Pol nimmt die Tractusfasern auf.

Der Querschnitt durch den Tractus opticus des Orang-Utan zeigt das charakteristische Aussehen eines menschlichen Tractus. Er ist wie der des Menschen ausgezogen und abgeplattet, während der des Schimpansen eine abgerundete Form hat. Dieses anscheinend unbedeutende Detail hat besondere Wichtigkeit. Die von der Retina stammenden Nervenfasern, die den Tractus opticus bilden, nehmen in diesem Hirnteil bestimmte Abschnitte ein, deren Form und Lage sich der Form des Tractus anpaßt. Diese Art des Tractusquerschnittes, der so dem menschlichen sehr ähnlich wird, wird von der entsprechenden Ähnlichkeit in der Anordnung der Schichten des Geniculatum begleitet.

Der frontale Pol des Geniculatum des Orang-Utan besitzt im Gegensatz zum menschlichen einen langen Sporn im lateralen Abschnitt des Tractus opticus, so daß dieser Pol nach außen verlegt ist und der Tractus auf eine gewisse Strecke im medialen Teil seine kompakten Faserbündel beibehält. In caudaleren Ebenen erkennt man das Geniculatum externum mit seinem Prägeniculatum, das vollständig dem des Menschen ähnlich ist.

Der caudale Pol nimmt wie beim Menschen eine schräge Stellung ein und bleibt in Kontakt mit der Pia mater.

Die allgemeine Form der Schichten des Geniculatum des Orang-Utan ist die folgende:

Die dorsale oder obere Fläche wird in ihrer vorderen Hälfte durch die 1. Schicht gebildet (Abb. 64), caudalwärts durch die 4. Schicht (Abb. 65, 66, 67).

Die laterale Fläche wird in ihrer ganzen Ausdehnung durch die 1. Schicht gebildet.

Die mediale Fläche zeigt große Ähnlichkeit mit der des Menschen, sie wird am frontalen Pol durch die miteinander verschmolzene 1. und 3. Schicht gebildet (Abb. 64), die einen Teil der 2. Schicht zur Aufnahme der Tractusfasern durchläßt. Caudalwärts wird diese Fläche nur von der 1. Schicht gebildet

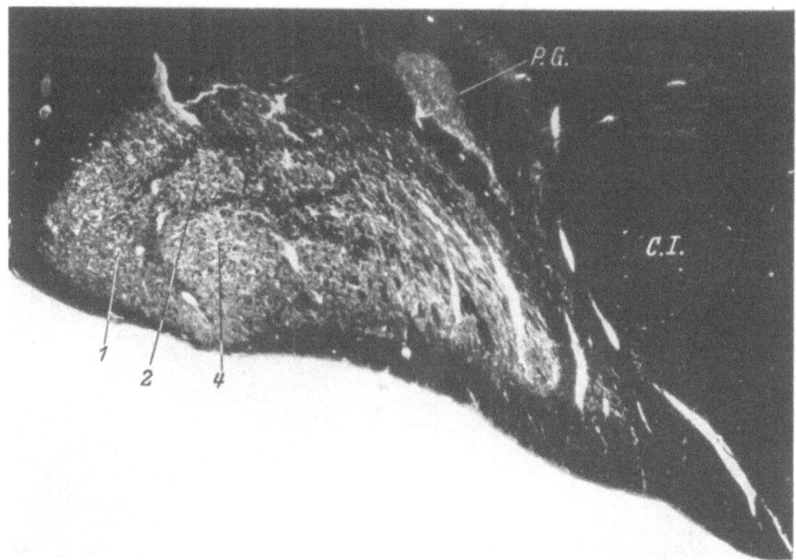

Abb. 64. Frontaler Pol des rechten Geniculatum externum des Orang-Utan. SPIELMEYER-Färbung; Präparat Nr. 5326; Vergr. 12,4fach. *C. I.* Capsula interna; *P. G.* loses Prägeniculatum; *1, 2, 4* 1., 2., 4. Schicht.

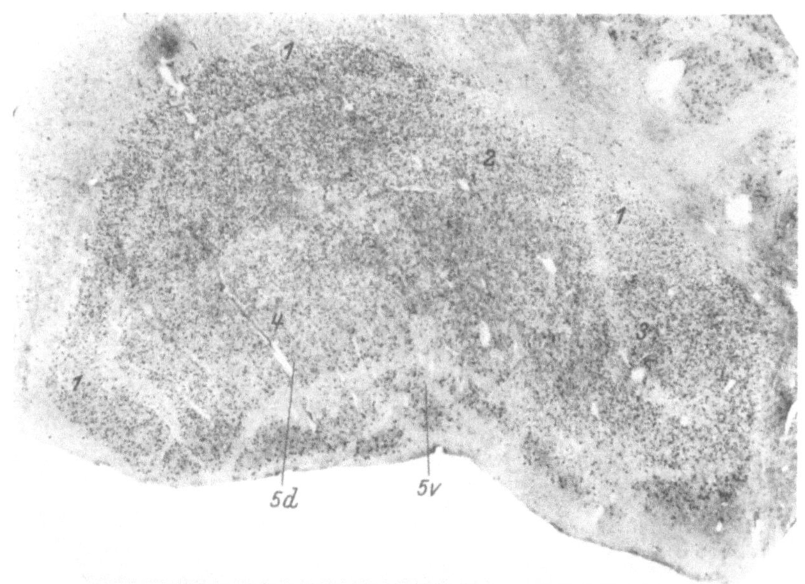

Abb. 65. Mittlerer Teil des rechten Geniculatum externum des Orang-Utan. NISSL-Färbung; Präparat Nr. 5363; Vergr. 12,4fach.

(Abb. 65), in der zweiten Hälfte wird auf eine kurze Strecke die 4. Schicht sichtbar (Abb. 68), wird aber bald durch die dorsale und ventrale 5. Schicht verdeckt (Abb. 67, 68), die sich ebenso wie beim Menschen und Schimpansen verlagern. Diese Umlagerung ist besonders der des Menschen ähnlich, so daß

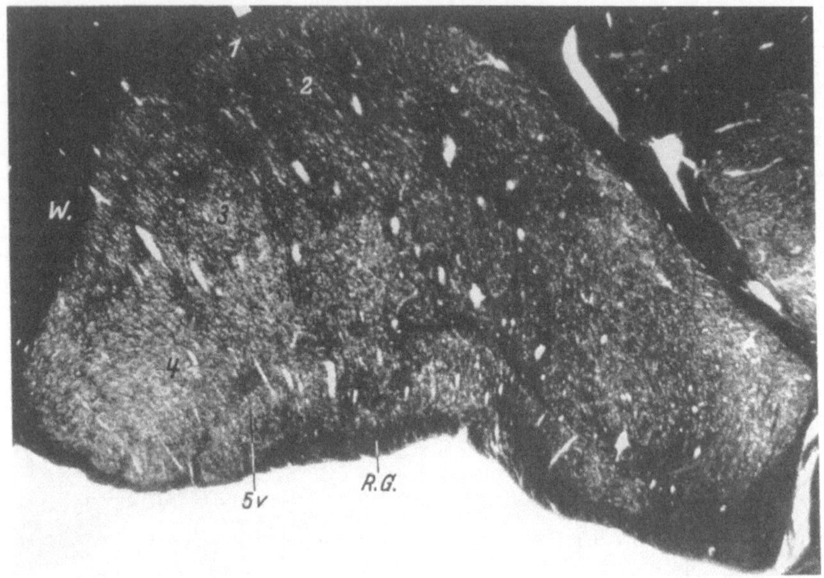

Abb. 66. Mittlerer Teil des rechten Geniculatum externum des Orang-Utan. SPIELMEYER-Färbung; Präparat Nr. 5377; Vergr. 12,4fach. W. Zona lateralis WERNICKE; R. G. Radiatio cellularum gigantium.

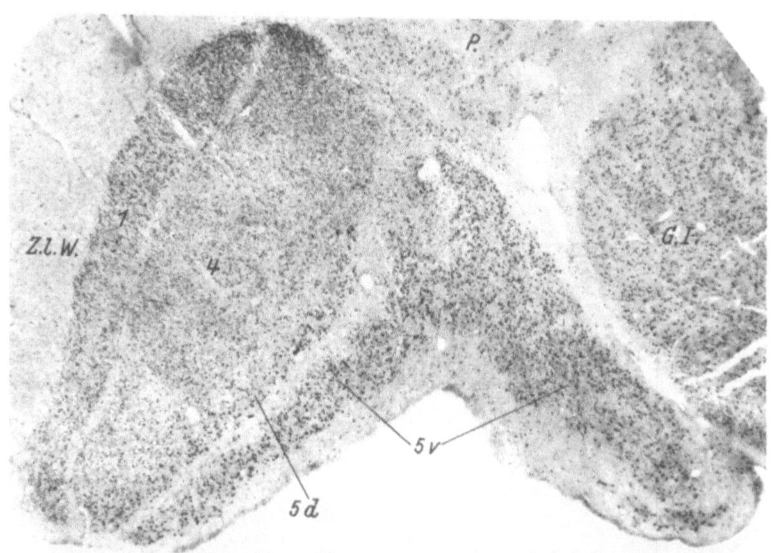

Abb. 67. Caudaler Teil des rechten Geniculatum externum des Orang-Utan. NISSL-Färbung; Präparat Nr. 5405: Vergr. 12,4fach. G. I. Geniculatum internum; P. Pulvinar; Z. l. W. Zona lateralis WERNICKE.

Querschnitte des Kniehöckers des Orang-Utan mit solchen des Menschen verwechselt werden können. Im caudalen Viertel des Geniculatum richtet sich die

5. Schicht auf, stellt sich vertikal und verläuft caudalwärts, indem sie die innere Fläche des caudalen Pols bedeckt. Die Umlagerung dieser Schicht beweist, daß die Funktion der Geniculata des Menschen, Schimpansen und Orang-Utan eine andere sein muß als bei den anderen Säugetieren, die Affen einbegriffen. Daß es sich nicht um eine kapriziöse anatomische Eigenheit einer bestimmten Spezies handelt, beweist die Tatsache, daß wir sie in progressiver Entwicklung vom Schimpansen zum Orang-Utan und von diesem zum Menschen beobachten können. Daß es dabei wahrscheinlich um eine Vervollkommnung der Sehfunktion geht, beweist die Tatsache, daß die Entwicklung mit einer reicheren corticalen

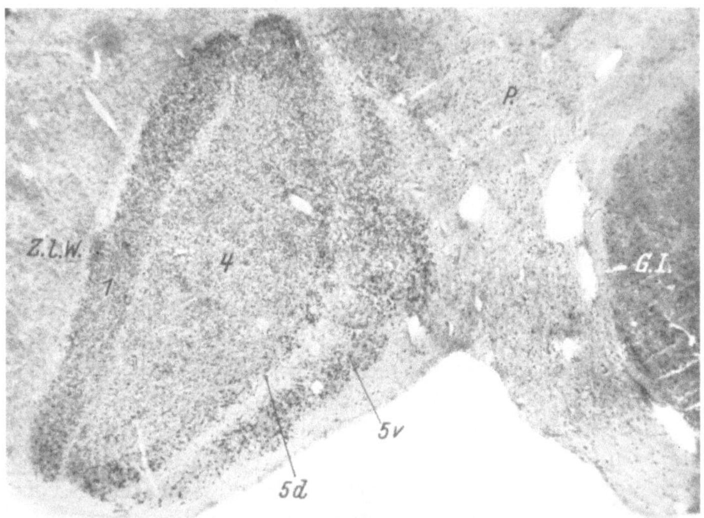

Abb. 68. Caudaler Teil des rechten Geniculatum externum des Orang-Utan. NISSL-Färbung; Präparat Nr. 5425; Vergr. 12,4fach. Zeichenangaben wie in vorhergehender Abbildung.

Gestaltung einhergeht. Die infrageniculäre Verlängerung des Pulvinars, die wir beim Pithecus erkennen konnten (beim Platirrhinus ist sie nicht vorhanden), verschwindet beim Menschen und bei den Anthropoiden. Im Falle, daß wir sie beim Menschen beobachten würden, wäre dies ein Zeichen recessiven Charakters oder des Weiterbestehens eines embryonalen Stadiums. Wir glauben, daß im Sehakt die progressive Entwicklung der 5. Schicht in umgekehrter Beziehung zur Bedeutung der Funktion der vorderen Vierhügel steht.

Die ventrale Fläche ist wie beim Menschen nach allen Richtungen hin ausgehöhlt; nur in ihrem vorderen Teil ist sie leicht konvex und eben. Der frontale Teil wird durch die 3. Schicht gebildet, später durch die 4. Schicht (Abb. 64); caudalwärts erscheinen die dorsale und ventrale 5. Schicht (Abb. 65, 66, 67) Wenn diese Schichten an die interne Fläche des Geniculatum wandern, wird die ventrale Fläche durch die Ränder der 1., 4. sowie der dorsalen und ventralen 5. Schicht gebildet (Abb. 68). Sie ist durch die Radiatio cellularum gigantium bedeckt; diese Myelinfaserkapsel ist dicker als beim Schimpansen.

Die Struktur und Verteilung der Schichten des Geniculatum externum des Orang-Utan zeigt große Ähnlichkeit mit der menschlichen. Die massiven Schichten dieses Affen spalten sich nicht, noch teilen sie sich in sekundäre Schichten, wie wir es bei den bis jetzt untersuchten Affen beobachten konnten; beim Orang-Utan sind diese Schichten dicht und dick, wie beim Menschen (Abb. 65, 67, 68). Die 6. Schicht verteilt sich im Geniculatum ebenso wie die des Menschen, mit Ausnahme am frontalen Pol, wo sie sich auf eine kurze Strecke an der inneren Fläche desselben ausdehnt.

b) Mikroskopische Anatomie. Die Zellen, welche die grauen Schichten des Geniculatum bilden, wurden mit der Nisslschen Methode und mit der Scharlach-rotfärbung untersucht. Da die histologische Struktur der Schichten des Geniculatum des Orang-Utan der menschlichen sehr ähnlich ist, werden wir von einer unnötigen Wiederholung absehen. Die 1., 2., 3. und 4. Schicht haben einander ähnelnde cytologische Struktur. Die 5. Schicht wird durch Riesenzellen gebildet, deren großer Achsenzylinder zur ventralen Fläche des Geniculatum zieht, und die Radiatio cellularum gigantium bildet. Die kleinen Zellen der 6. Schicht, die zwischen den Fasern des Tractus opticus und der Riesenzellen-strahlung verteilt liegen, gleichen denen des Menschen.

Auf die Verteilung der Myelinfasern, die die Zellen umgeben und die sich zwischen den grauen Schichten befinden, werden wir nicht weiter eingehen, da sie bereits beschrieben wurde.

c) Prägeniculatum. Das Prägeniculatum des Orang-Utan ist dem des Menschen ähnlicher als das des Schimpansen. Die Verschmelzung und das Ein-dringen des dichten Prägeniculatum in das Innere des losen Prägeniculatum, die wir beim Menschen beschrieben, gehorcht den Gesetzen der Neurobiotaxis und der anatomisch-topographischen Gestaltung der benachbarten Formationen. Das Gehirn des Schimpansen und des Orang-Utan entwickelt sich allmählich zu einem höheren und komplizierteren Typus, dem des Menschen. Diese Ent-wicklung geht gleichzeitig in verschiedenen grauen Formationen vor sich, und die architektonische Ebene des Gehirns verändert sich nicht nur in einzelnen Teilen, sondern im ganzen; daher der große Abstand der anatomischen Struktur zwischen dem Kai und dem Maimon, und zwischen letzterem und dem Schim-pansen; während dieser Anthropoid wieder durch einen größeren Abstand vom Menschen getrennt ist. Daher ist auch die Bildübertragung von der Retina zur Hirnrinde beim Maimon eine andere als beim Menschen. Außerdem ist zu bemerken, daß die massive Form der 1., 2., 3. und 4. Schicht des Menschen und des Orang-Utan funktionellen Gründen entspricht, die bei den anderen Affen, deren Schichten öfters gespalten sind, sicher nicht vorhanden sind. Es wäre wohl einzuwenden, daß diese Aufspaltung nur sekundären funktionellen Wert hat; wir müssen jedoch darauf hinweisen, daß diese Gestaltung von Veränderungen benachbarter Organe begleitet wird (dissoziierte Prägeniculata, Vorhandensein eines infrageniculären Teiles des Pulvinars usw.), und daß daher alle diese Charakteristica einem Typus eigener Funktion entsprechen müssen. Wir be-stehen auf diesen Beobachtungen, da wir glauben, daß man in der Physiologie des Gehirns keine Folgerungen vom Tiere zum Menschen ziehen darf. Anscheinend unbedeutende Veränderungen der Struktur eines Organs des Nervensystems werden meistens für wertlos angesehen. Man arbeitet mit Tieren, z. B. Hund und Katze, deren Hirn in anatomischer und funktioneller Hinsicht sehr von dem des Menschen entfernt ist. Die physiologischen Arbeiten bei den Affen haben nur gewissen Folgerungswert, wenn sie bei Anthropoiden vorgenommen werden.

Der Platirrhinus (die gebräuchlichsten Affen im Laboratorium) und der Pithecus
sind zu sehr vom Menschen entfernt; Folgerungen aus Experimenten an diesen
Affen können keinen absoluten Wert für den Menschen haben.

5. Geniculatum externum des Kai.
(Cebus fatuellus.)

Zur Vervollständigung der Untersuchungen über die Geniculata der Affen
legen wir nun die Ergebnisse der Untersuchung dieses Hirnteils bei einem Platirrhinus vor. Aus Misiones, Corrientes und Paraguay stammend, sind sie leicht
nach Buenos-Aires zu transportieren und durch ihre anscheinend starke geistige
Entwicklung erwecken sie den Ein-
druck, daß sie mit Erfolg zu vergleichenden Untersuchungen mit dem
Menschen gebraucht werden können.
Jedoch schon ein rasches Betrachten
der äußeren Hirnoberfläche (Abb. 69)
läßt Zweifel am Wert dieser Vergleiche entstehen; und beim Studium
des Geniculatum externum ist die
große Entfernung zwischen diesem
Affen und dem Menschen deutlich
erkennbar.

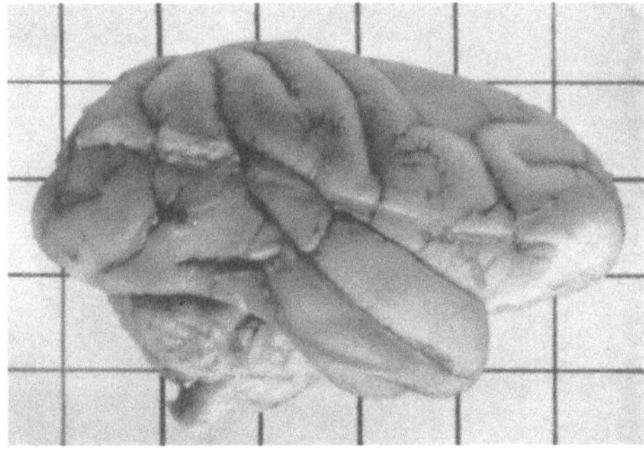

Abb. 69. Äußere Hirnoberfläche des Cebus fatuellus.

a) Makroskopische Anatomie. Im
allgemeinen besitzt das Geniculatum
des Kai größere Ähnlichkeit mit dem des Cercopithecus, als mit dem der Anthropoiden; unterscheidet sich jedoch von ersterem durch seine 5. Schicht und
durch die Abwesenheit des infrageniculären Teiles des Pulvinars. Seine
Länge beträgt 7 mm.

Die Lage des Geniculatum im Verhältnis zur inneren Kapsel ähnelt sehr derjenigen beim Maimon, so daß auch seine Beziehungen zu den Prägeniculata,
wie wir weiter unten sehen werden, sehr ähnlich sind.

Der Tractus opticus ist durch Fissuren in vertikale Faserbündel geteilt, die
den Abschnitten dieser Bahn in dem Maße, wie sie sich im Geniculatum aufteilt,
entspricht. Daher ist das Geniculatum auf eine lange Strecke durch die Fasern
des Tractus opticus von der Capsula interna getrennt.

Die mediale Fläche steht vermittels der sie umschließenden Markfaserkapsel
nacheinander zu folgenden Formationen in Beziehung: innere Kapsel, loses
Prägeniculatum, Gitterschicht des Thalamus, Geniculatum internum und Pulvinar.

Die dorsale Fläche steht in Beziehung zur sublentikulären Region, zum temporo-pontinen Bündel, zur Gitterschicht des Thalamus und zum WERNICKE-
schen Felde.

Die laterale Fläche grenzt an das Putamen, an das temporo-pontine Bündel
und an das WERNICKESche Feld.

Die ventrale Fläche steht in Beziehung zu den Tractusfasern, und diese
wiederum zur Fissura transversa und zum sphenoidalen Ventrikel.

Der frontale Pol nimmt mit seiner internen Fläche den Tractus opticus auf (Abb. 70), und zwar mittels getrennter Faserbündel, die aufeinanderfolgend von außen nach innen sich dem Geniculatum nähern.

Der caudale Pol ist fast vertikal (Abb. 73), endigt zugespitzt und lehnt sich mit seiner inneren Fläche an das Pulvinar an.

Die allgemeine Gestaltung der Flächen des Geniculatum des Kai ist folgende:

Die laterale oder äußere Fläche, nach allen Richtungen hin sehr konvex, wird lediglich durch die 1. Schicht gebildet.

Die dorsale oder obere Fläche, ebenfalls durch die 1. Schicht gebildet, ist nicht gleichmäßig konvex; sie besitzt eine Crista in anteroposteriorer Richtung (Abb. 71). Im hinteren Viertel tritt durch eine Spalte ein Segment der 2. Schicht hindurch (Abb. 72).

Die mediale oder innere Fläche nimmt die Tractusfasern auf, an dieser Stelle sind die 1. und 2. Schicht bloßgelegt (Abb. 70). Wenn die Tractusfasern sich erschöpfen, wird die innere Fläche durch die 1. Schicht gebildet. Caudalwärts verschwindet diese und es bleiben die 2. und die 4. Schicht übrig (Abb. 72). Die 5. Schicht nimmt die innere Fläche des caudalen Pols des Kniehöckers ein (Abb. 73). Sie hat hier gewisse Ähnlichkeit mit der des Menschen und der Anthropoiden.

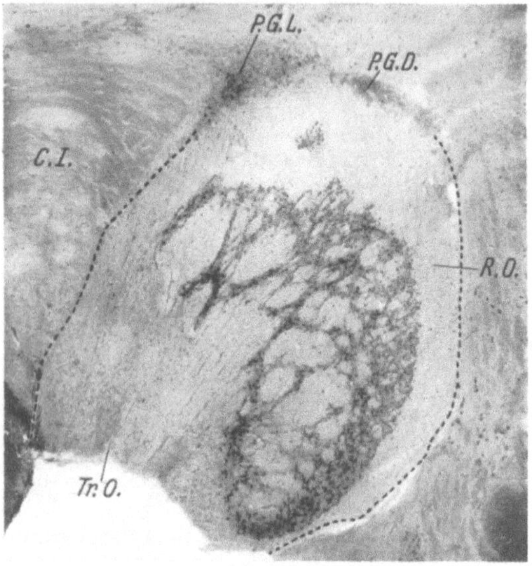

Abb. 70. Frontaler Pol des linken Geniculatum externum des Kai. Nissl-Färbung; Präparat Nr. 1584; Vergr. 15,8fach. *C. I.* Capsula interna; *P. G. L.* loses Prägeniculatum; *P. G. D.* dichtes Prägeniculatum; *Tr. O.* Tractus opticus; *R. O.* Radiatio optica.

Die ventrale oder untere Fläche ist wie die des Menschen nach allen Richtungen hin ausgehöhlt. Ihr frontaler Teil wird durch die 1. Schicht gebildet, aber bald erscheint die ventrale 5., die sich caudal weiter nach oben und innen erstreckt, wie beim Menschen.

Im frontalen Teil des Geniculatum externum zeigt die Struktur große Ähnlichkeit mit der des Maimon, während sie im caudalen Viertel der der Anthropoiden ähnelt. Das Geniculatum wird durch 4 Schichten gebildet, die wieder alternierend mit der dorsalen und ventralen 5. Schicht zusammenhaften. Die 1. und 3. zusammen mit der ventralen 5. Schicht bilden das dem kontralateralen Auge entsprechende System, während die 2. und 4. mit der dorsalen 5. Schicht verbunden, die Fasern des homolateralen Auges aufnehmen. Die Fortsetzung der ventralen 5. durch die 1. Schicht und der dorsalen 5. durch die 4. Schicht ist in Abb. 71 deutlich erkennbar.

Die 6. Schicht nimmt ebenso wie beim Maimon die Tractusfasern auf. Im Zentrum des Geniculatum ist die Struktur der grauen Schichten nicht gleichförmig; sie werden durch große, dicke Faserbündel der Radiatio optica durchkreuzt, in den Abb. 71 und 72 deutlich erkennbar. Dies ist ein sicheres Zeichen von Minderwertigkeit in der Gestaltung des Geniculatum, da es weder

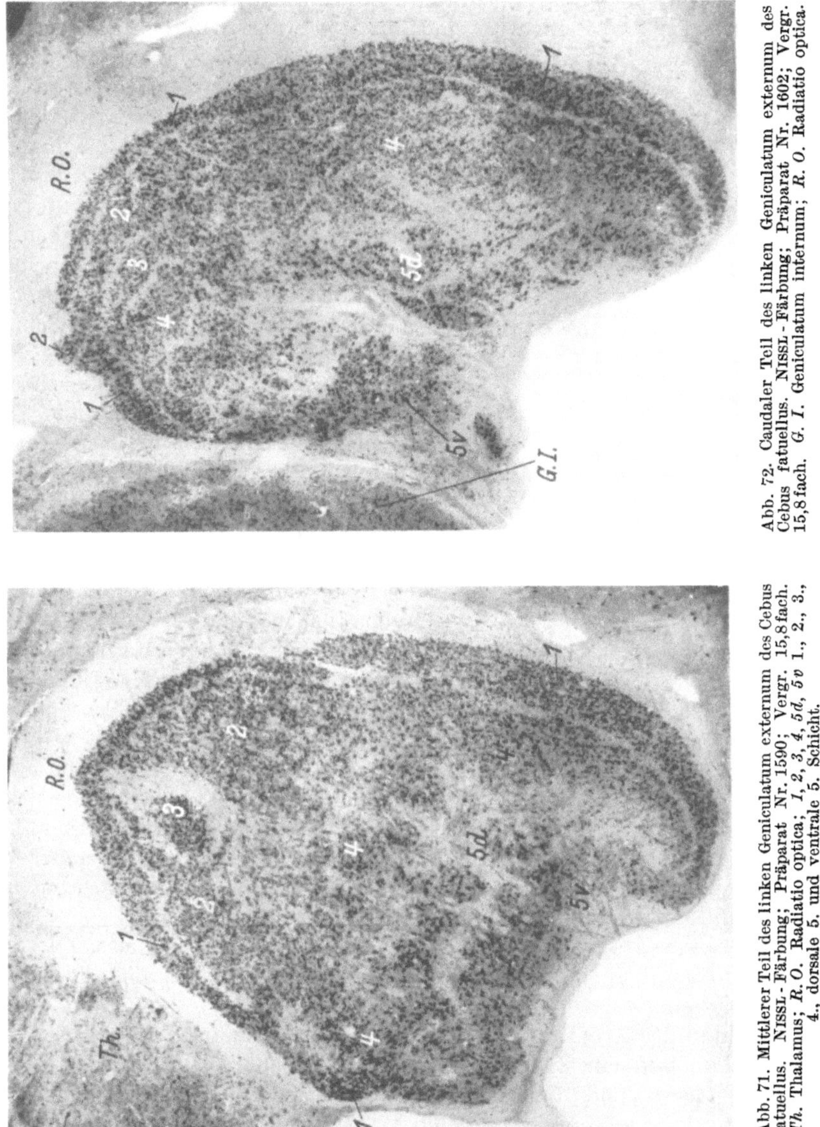

Abb. 72. Caudaler Teil des linken Geniculatum externum des Cebus fatuellus. NISSL-Färbung; Präparat Nr. 1602; Vergr. 15,8fach. G. I. Geniculatum internum; R. O. Radiatio optica.

Abb. 71. Mittlerer Teil des linken Geniculatum externum des Cebus fatuellus. NISSL-Färbung; Präparat Nr. 1590; Vergr. 15,8fach. Th. Thalamus; R. O. Radiatio optica; 1, 2, 3, 4, 5d, 5v 1., 2., 3., 4., dorsale 5. und ventrale 5. Schicht.

beim Cercopithecus noch beim Anthropoiden und am wenigsten beim Menschen zu beobachten ist. Beim niedrigsten Typus der Affen, dem Kai, ist die Unterbrechung der Schichten durch Nervenfasern zu finden; im höheren Typus (Cercopithecus und Schimpanse) spalten sich die Schichten mehrmals und im höchsten Typus, Orang-Utan, Mensch, besitzen die Schichten massive Gestaltung.

Die Schichten im Geniculatum des Kai sind konzentrisch, fast schematisch angeordnet. Das ganze Geniculatum ist von der 1. Schicht umgeben, die die 2. und die 4. Schicht umfaßt, und letztere wiederum schließen eine Verlängerung der 3. Schicht ein. Die Schichten sind öfters gebrochen und zeigen ein sehr unregelmäßiges Aussehen, da sie sich außerdem noch spalten. Die ventrale und dorsale 5. Schicht stehen in Zusammenhang mit der 1. und der 4. Schicht, und obwohl sie am caudalen Pol des Geniculatum die mediale Fläche desselben einnehmen, und so die Anordnung beim Menschen und bei den Anthropoiden nachahmen, haben sie doch nur das Aussehen von Differentiationen oder Satelliten dieser Schichten. Die Entwicklung der 5. Schicht ist viel ärmer als die des Cercopithecus.

b) Mikroskopische Anatomie. Die Zellen der Schichten des Geniculatum externum des Kai wurden mit Hilfe der Nissl- und Scharlachrotfärbung untersucht.

Die 1., 2., 3. und 4. Schicht haben ziemlich ähnliche Struktur und werden von kleinen und mittelgroßen Zellen gebildet, die sich in Nestern anordnen. Sie haben einen hellen Kern mit einem zentralen Nucleolus, ihr Protoplasma zeigt große Nissl - Granula, während sie arm an Lipoiden sind. Die intercelluläre Substanz färbt sich nur schwach. In ein und derselben Schicht sind verschiedene Zellgrößen erkennbar. Wie beim Maimon sind am frontalen Pol (Abb. 70) die Zellen zuerst der 6. Schicht und später der 1. Schicht zwischen die zuleitenden Faserbündeln des Tractus opticus verstreut.

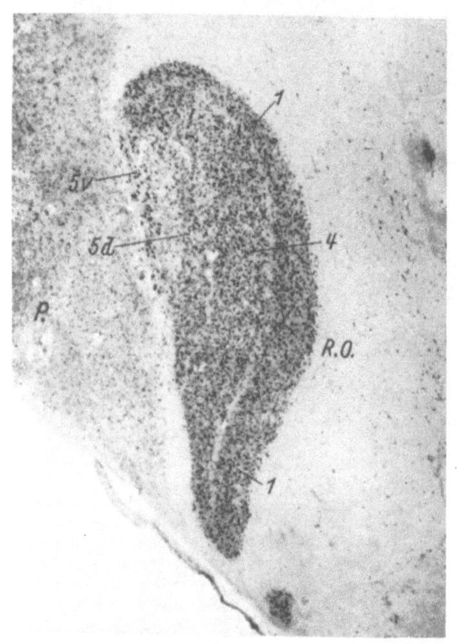

Abb. 73. Caudaler Pol des linken Geniculatum externum des Cebus fatuellus. Nissl-Färbung; Präparat Nr. 1623; Vergr. 15,8fach. *P.* Pulvinar; *R. O.* Radiatio optica.

Im Spielmeyer-Präparat erkennt man, daß die Zellen von losen Nervenfasern umschlossen sind, die keine fest geschlossenen Maschen bilden, wie bei den höheren Affen.

Die Schichten der 5. besitzen keine gleichmäßige celluläre Struktur, sondern ihre Riesenzellen sind mit Zellen der 1. und 4. Schicht vermischt. Diese Vermischung der Zellen und die topographische Verteilung der 5. Schicht läßt uns annehmen, daß sie anfangs nur eine Differentiation der 1. und 4. Schicht darstellten, während sie bei der progressiven Entwicklung in der Phylogenese an Wichtigkeit zunehmen, bis sie wie beim Menschen und bei den Anthropoiden unabhängige Organe bilden. Die Zellen der 5. Schicht besitzen große Nissl-Granula, während sie arm an Lipoiden sind. Über die Richtung ihres Achsenzylinders haben wir uns bis jetzt noch keine genaue Ansicht bilden können.

Die 6. Schicht wird in der Hauptsache von Zellen mit hellem Kern gebildet; Zellen mit dunklem Kern sind nur selten zu finden. Sie gehen den Zellen der 1. Schicht in der Aufnahme der Tractusfasern voran. Das Verhalten dieser Schicht ist identisch mit der des Maimon und ist daher von der Funktion der 5. Schicht abtrennbar.

Die Myelinfasern des Geniculatum werden durch Fasern des Tractus opticus und der Radiatio optica gebildet.

c) Prägeniculatum. Das Prägeniculatum des Kai ist wie das des Maimon in ein loses und ein dichtes eingeteilt. Letzteres verlagert sich zur Aufnahme der Tractusfasern, wie es bei den oben erwähnten Affen der Fall ist, und endet, sobald jene Fasern erschöpft sind (Abb. 70). Hier beginnt dann das lose Prägeniculatum, das sich nach innen in die Gitterschicht des Thalamus fortsetzt, wie beim Cercopithecus (Abb. 70).

Die histologische Gestaltung des dichten Prägeniculatum ist sehr ähnlich der des Maimon, sowohl im Aussehen ihrer Zellen als auch ihrer Fasern. Das lose hat die gleiche histologische Struktur wie die Gitterschicht des Thalamus.

Zusammenfassend läßt sich sagen, die Charakteristica des Geniculatum externum des Kai sind die eines minderwertigen Affen, wie die allgemeine Organisation seines Gehirns zeigt. JAKOB und ONELLI haben die Gebräuche dieses Affen und seine cerebrale Gestaltung in ihrer gegenseitigen Beziehung studiert.

Unzweifelhaft dürfen die experimentellen Folgerungen bei diesem Affen nur mit äußerster Vorsicht auf den Menschen übertragen werden. Der Unterschied in der Funktionsart des einen Organs, des Geniculatum externum, mit dem des Menschen, erscheint in aller Deutlichkeit, wenn man ihre Strukturen vergleicht. Natürlich könnte dieser Unterschied zwischen histologischer Struktur und Funktion dem Einwand Raum geben, daß man eine gewisse Unabhängigkeit zwischen beiden annimmt und folgert, daß trotz des verschiedenen Aufbaus die Funktion die gleiche ist. Jedoch wäre dann kaum zu erklären (wir beziehen uns stets auf das Nervensystem), daß die fortschreitende Entwicklung der Form immer von fortschreitender Entwicklung der Funktion begleitet ist. Logischerweise muß zwischen Form und Funktion reziproke Abhängigkeit vorhanden sein. Es ist daher unannehmbar, daß das Geniculatum externum des Kai gleiche Qualität und Quantität nervöser Impulse zur Hirnrinde sendet wie das des Menschen. Außerdem muß die Calcarinarinde des Kai in Beziehung zur histologischen Konstitution des Geniculatum stehen. Daher darf die Gleichsetzung der Area striata des menschlichen Hirns mit der der Affen nur mit äußerster Vorsicht vollzogen werden. Wir wiederholen hier: in der Physiologie des menschlichen Nervensystems haben nur die Beobachtungen am Menschen definitiven Wert.

Schrifttum.

BROUWER and ZEEMANN: The projection of the retina in the primary optic neuron in monkeys. Brain **49** (1926).

CAJAL: Sistema nervioso del hombre y de los vertebrados, Tomo 3, p. 190.

FRIEDEMANN: Die Cytoarchitektonik des Zwischenhirns der Cercopitheken. J. Psychol. u. Neur. 18, Erg.-H. 2, 191.

JAKOB y ONELLI: Atlas del cerebro de los mamiferos de la Republica Argentina.

KÖRNIEY: Zur vergleichenden Morphologie des lateralen Kniehöckers der Säugetiere. Arb. neur. Inst. Wien **30**, H. 1/2 (1927).

MINKOWSKI: Über den Verlauf, die Endigung und die zentrale Repräsentation usw. Schweiz. Arch. Neur. 5, H. 2 (1920). — MONAKOW, v.: Gehirnpathologie, 1905.

PUTNAM: Studies on the central visual conections, I, II, III. Arch. of Neur. 16 (1926).

ROSE: Entwicklungsgeschichtliche Einleitung. Phylogenese des Zentralnervensystems. Handbuch der Neurologie, Bd. 1, S. 15. 1935.

VOGT, C.: Siehe MINKOWSKI.

WINKLER: Neurologie, 1918.

VII. Afferente und efferente Bahnen des Geniculatum externum.

Die afferenten Bahnen des Geniculatum externum werden durch Fasern gebildet, die aus der Ganglienzellenschicht der Retina stammen und die nacheinander die Sehnerven, das Chiasma und die Tractus optici bilden. Diese optischen Fasern sind teils markhaltig, teils marklos. Die Anzahl derselben ist

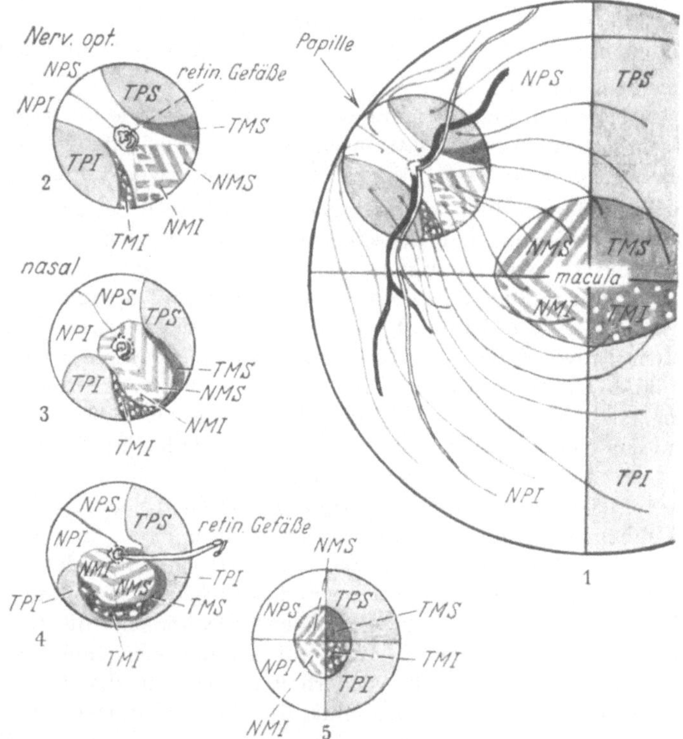

Abb. 74. Schema des Verlaufes der zentralen (maculären) und der peripheren Faserbündel in Retina, Papille und Nervus opticus. Zum Teil nach HIPPEL. 1 Cupula optica, zeigt die maculäre Region mit der Ursprungsstelle der oberen nasalen maculären Fasern *NMS*; der unteren nasalen maculären *NMI*; der oberen temporalen maculären *TMS* und der unteren temporalen maculären Fasern *TMI*. Die Papille, von der die retinalen Blutgefäße ausgehen, nimmt außer den maculären Fasern auch noch die peripheren Fasern auf: der oberen nasalen peripheren *NPS*; der unteren nasalen peripheren *NPI*; der oberen temporalen peripheren *TPS*; der unteren temporalen peripheren *TPI*. 2 Nervus opticus in der Sklera, die retinalen Blutgefäße liegen im Zentrum des Sehnerven, die maculären Abschnitte liegen medial und ventral. 3 Nervus opticus, 1 mm vom Bulbus oculi entfernt, Blutgefäße im Zentrum. Die nasalen peripheren Faserbündel ziehen abwärts und lagern sich in der medialen Region des Nerven, während die temporalen peripheren, speziell die unteren temporalen zur lateralen Region des Sehnerven wandern. Die maculären Bündel liegen ventral. 4 Nervus opticus, an der Eintrittsstelle der Blutgefäße, 2,5 mm vom Bulbus oculi entfernt. Fast das ganze untere temporale periphere Bündel ist zur lateralen Region des Nerven gezogen. Die maculären Fasern nehmen bereits ventrale Position ein, die der Mikrophotographie *B* der Abb. 75 entspricht. 5 Nervus opticus, 1 cm vom Chiasma entfernt. Die maculären Faserbündel liegen im Zentrum.

relativ und variabel; nach ZWANENBURG: 440000; nach ARIENS KAPPERS: 550000; nach KRAUSE: 400000. (Wie wir schon im Kapitel IV erwähnten, beträgt die Anzahl der Ganglienzellen der 1., 2., 3., 4. und 5. Schicht des Geniculatum externum 568845 Zellen.)

Die optischen Fasern zeigen keine bemerkenswerte Besonderheit in bezug auf ihre Struktur und Größe. Besonders interessiert ihre Lage in der Sehbahn, da diese ihnen eine Bedeutung gibt, die in Beziehung zu ihrer Aufteilung im Geniculatum externum steht.

Schon in der Retina haben die Fasern eine besondere Lage, wie aus dem Schema von HIPPEL, das von uns etwas modifiziert worden ist, zu ersehen ist. Zur Erleichterung unserer Beschreibung benennen wir die Faserbündel nach dem Retinasegment, aus dem sie stammen. Demnach unterscheiden wir vier maculäre Faserbündel (Fasern, die in der Gegend der Macula entspringen und bis zu 10° reichen): oberes und unteres temporales maculäres Bündel sowie oberes und unteres nasales maculäres Bündel. Die anderen Retinasegmente, die peripheren Abschnitte, haben ebenfalls vier Teile: oberer und unterer temporaler peripherer sowie oberer und unterer nasaler peripherer Teil. Alle Faserbündel, die aus den erwähnten Segmenten entspringen, ziehen zur Papille

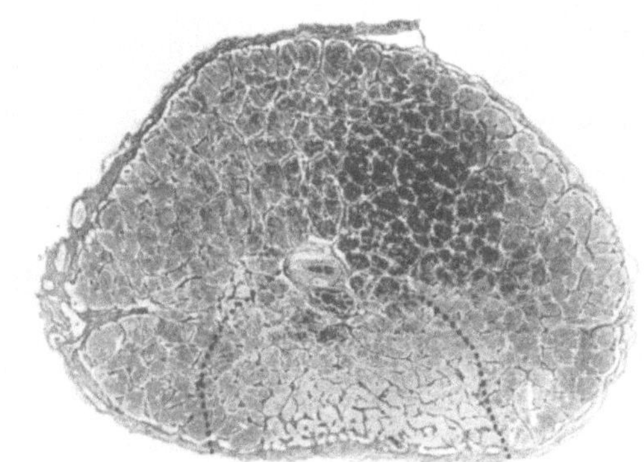

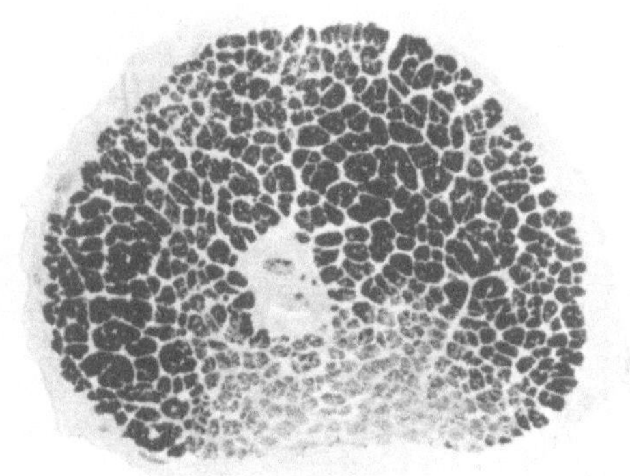

Abb. 75. Querschnitt durch den Nervus opticus. *A* Bezirk der Eintrittsstelle der retinalen Gefäße; DEL RIO-HORTEGA-Färbung für Gefäße; Fall Nr. 62658; Präparat Nr. 9574; Vergr. 22fach. Die Septen in der mit Punkten eingeschlossenen, degenerierten Zone des Nerven sind stark verdickt. *B* Bereich vor der Eintrittsstelle der Gefäße. FRANKE-Färbung; Präparat Nr. 9563; Vergr. 22fach.

und verlassen den Augapfel, indem sie den Verlauf nehmen, der im Schema Abb. 74 gezeigt ist. Die nasalen maculären Bündel treten in die Papille von unten und außen her ein (Abb. 74), von den temporalen maculären und temporalen peripheren Bündeln umgeben, während die nasalen peripheren Bündel in die Papille von oben und innen her eindringen (Abb. 74, 2).

1. Nervus opticus.

Im Nervus opticus liegen die nasalen und temporalen maculären Bündel zunächst im unteren Teil des Sehnerven (Abb. 75, B) in Form eines dreieckigen

Bündels mit der Basis im Zentrum des Sehnerven, unterhalb der Gefäße. Diese Lage behalten die Faserbündel während eines Verlaufes von 3 mm bei, dann rücken sie allmählich ins Zentrum des Opticus, von den entsprechenden peripheren

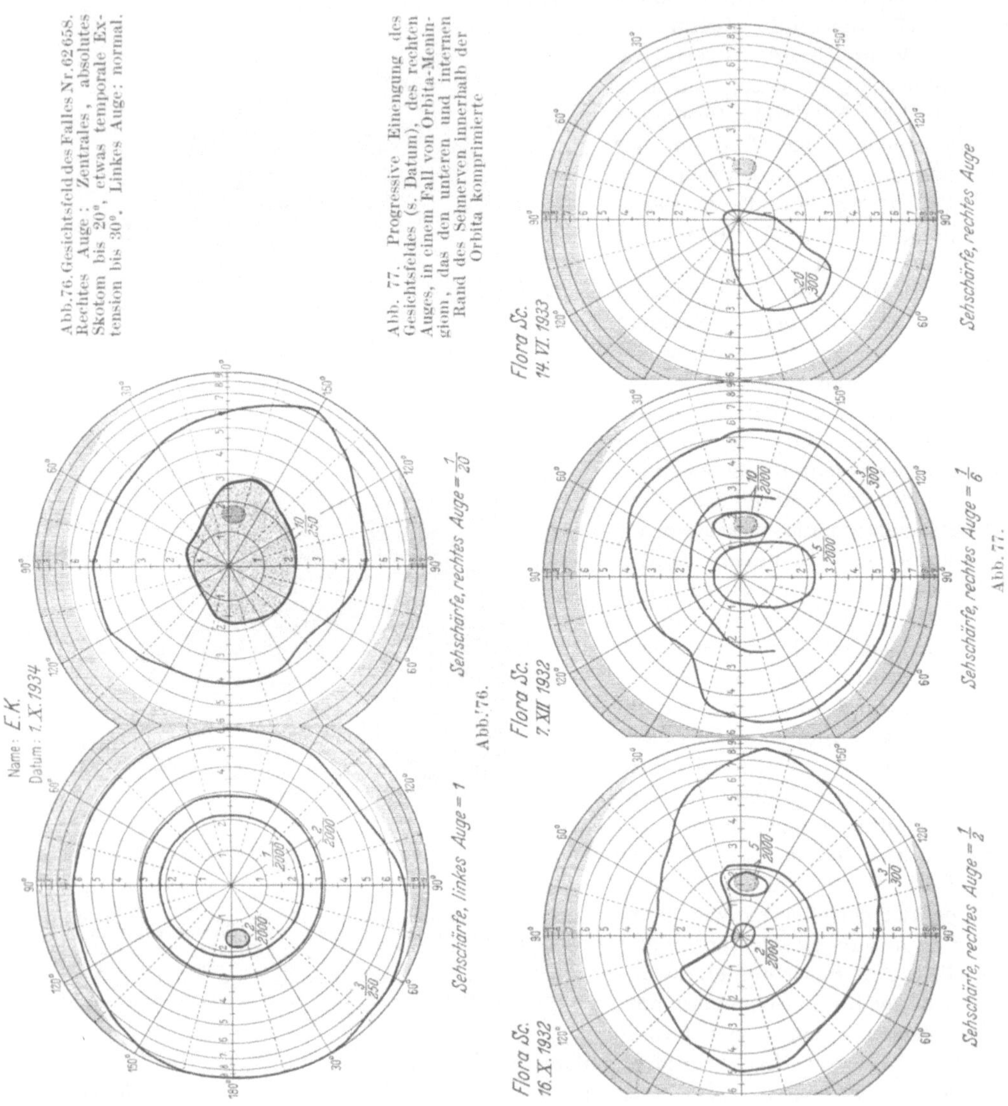

Bündeln umgeben (Abb. 74; 3, 4, 5). Im mittleren Teil des Opticus ist die Lage der Faserbündel die folgende: Die maculären Bündel liegen im Zentrum, von den peripheren umgeben; die oberen oberhalb des horizontalen Meridians, die unteren unterhalb desselben. Die temporalen Fasern liegen außerhalb des vertikalen Meridians; die nasalen innerhalb desselben. Diese Lage der maculären Bündel wurde durch Fälle von retrobulbärer Neuritis bestätigt (RÖNNE, BALADO,

MALBRAN und FRANKE), während die Lage der anderen Bündel durch die anatomisch-klinischen Fälle bewiesen wurde, deren Gesichtsfelder in Abb. 76 und 77 dargestellt sind.

2. Chiasma.

Das Chiasma ist eine vierseitige Lamelle mit zwei Flächen: einer oberen oder dorsalen und einer unteren oder ventralen; mit vier Rändern: vorderer, rechter, hinterer und linker; und mit vier Ecken: vordere rechte, an welcher der rechte Opticus eintritt; vordere linke, in welcher der linke Sehnerv endigt; hintere rechte Ecke, von welcher der rechte Tractus opticus ausgeht und hintere linke Ecke, aus der der linke Tractus entspringt (Abb. 78).

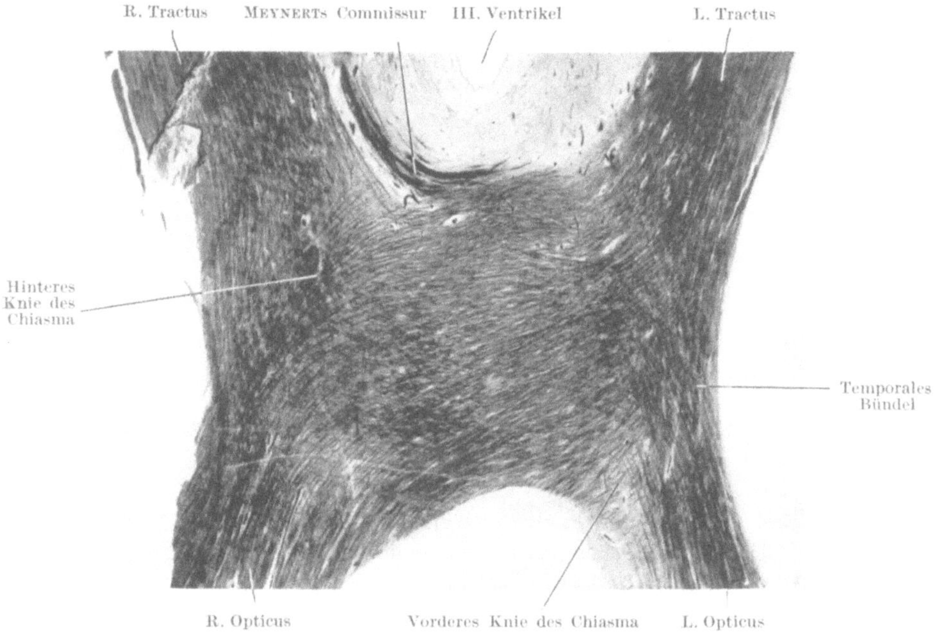

Abb. 78. Schräger Schnitt durch das Chiasma eines 8 Monate alten Fetus. WEIGERT-PAL-Färbung; Präparat Nr. 1777; Vergr. 11fach. Das hintere Knie (nasales maculäres Bündel) zieht bis zur hinteren rechten Ecke des Chiasma, das vordere Knie (nasales peripheres Bündel) bis zur vorderen linken Ecke. Zwischen beiden Bündeln wird der Körper des Chiasma durch sich kreuzende Faserzüge gebildet, die den nasalen Retinaanteilen zwischen nasaler und maculärer Region entsprechen.

Der Körper des Chiasma besitzt keinen gleichmäßigen Durchmesser, er ist ziemlich dick am vorderen Rande, während er sich caudalwärts verjüngt. Diese Eigenheit ist durch die Verteilung der optischen Fasern innerhalb desselben bedingt, ebenso ist seine schräge Richtung auf gleichen Ursprung zurückzuführen.

Ist der rechte Nervus opticus an der vorderen rechten Ecke des Chiasma angekommen, so verteilen sich seine oben beschriebenen acht Faserbündel in folgende Systeme: ein temporales Bündel (das beide Teile umfaßt: peripheres und maculäres Bündel), und zwei nasale Bündel: nasales peripheres und nasales maculäres Bündel.

Das temporale Bündel (Abb. 79) tritt in das Chiasma ein, verläuft längs seines rechten Randes (wir beziehen uns auf das temporale Bündel des rechten

Sehnerven), bis zur hinteren rechten Ecke des Chiasma und geht in den Tractus opticus über, und zwar zieht es am äußeren Rande dieses Gebildes entlang. Auf diesem ganzen Verlauf ist das temporale Bündel in zwei Teile gegliedert, einen oberen und einen unteren, die den gleichbenannten Retinasegmenten entsprechen (Abb. 80, 81). Der äußere Teil der temporalen maculären Fasern ist von den temporalen peripheren umgeben, während der innere Rand jener Fasern von den nasalen maculären Bündeln begrenzt ist.

An der vorderen rechten Ecke des Chiasma angelangt, richtet sich das nasale periphere Bündel des rechten Opticus auf und verdichtet sich. Diese

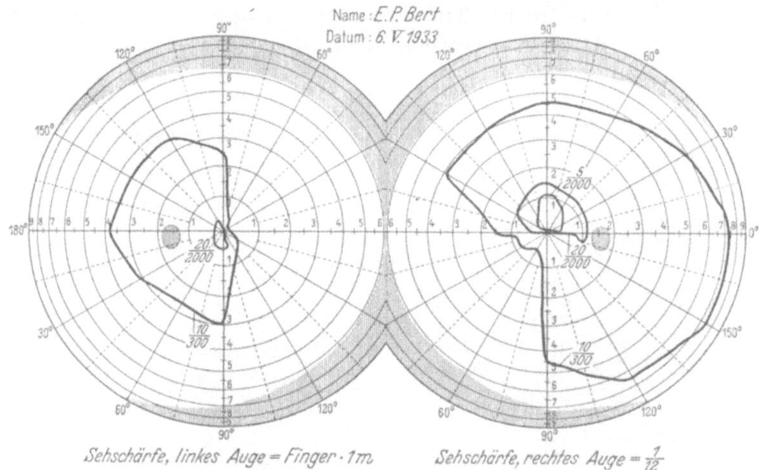

Abb. 80. Gesichtsfeld des Patienten, Fall Nr. 56661. Hypophysentumor, acidophiles Adenom. Binasale Hemianopsie durch gleichzeitige Läsion der temporalen Bündel beider Sehnerven. Im rechten Auge relatives Skotom für die inneren, unteren temporalen Isopteren (Läsion des oberen nasalen maculären Bündels) (s. Abb. 81).

Aufrichtung ist durch das Durchziehen der linken nasalen peripheren Fasern bedingt, die sich mit den homonymen rechten unterhalb derselben kreuzen. Dieser Teil des Opticus, den man prächiasmatisch nennen könnte, hat daher größeren Durchmesser als der Sehnerv. Dann zieht dieses Bündel in gerader Linie bis zum obersten Teil der vorderen rechten Ecke des Chiasma und von hier aus in absteigender Richtung bis zur Mittellinie (Abb. 82) und gelangt schließlich an die untere Fläche der vorderen linken Ecke des Chiasma; es liegt demnach unterhalb des linken nasalen peripheren Bündels. In seinem schrägen Verlauf von rechts oben nach links unten wird das rechte nasale periphere Bündel nicht durch eine kompakte Fasermasse gebildet, sondern seine Fasern teilen sich bei ihrer Vermischung mit den entsprechenden des linken Bündels (Abb. 82). Der vordere Rand des Chiasma ist demnach dick und durch die Kreuzung beider nasaler peripherer Faserbündel der Retina in Gitterform gebildet. Ist das rechte nasale periphere Bündel an der linken vorderen Ecke des Chiasma angelangt, so zieht es zum linken Rande dieses Organs, sich mit den linken temporalen peripheren Fasern vermischend (Abb. 83). Die linken temporalen peripheren Fasern besitzen bei ihrer Vermischung mit den rechten nasalen peripheren eine strenge Gliederung in einen oberen und unteren Teil, die den oberen und unteren Abschnitten beider homonymen Retinae entsprechen.

In diesem Teil ihres Verlaufes zeigen die nasalen und temporalen Fasern eine Neigung zur Korbgeflechtbildung, und zwar ziehen die nasalen Fasern in horizontaler und transversaler und die temporalen in antero-posteriorer Richtung (Abb. 83, 84). (Gleichzeitige Degeneration der temporalen und nasalen peripheren Fasern bei Kompression durch Tumor.) Die rechten nasalen peripheren

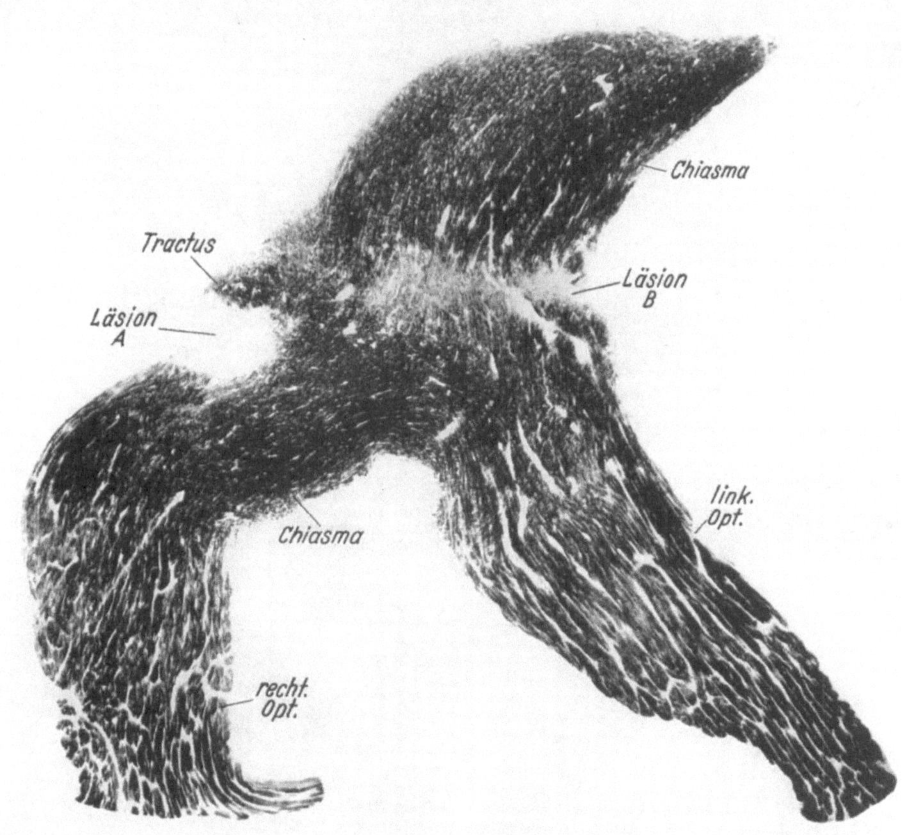

Abb. 81. Vertikalschnitt durch Chiasma, Opticus und Tractus opticus. Fall Nr. 56661; Präparat Nr. 8500; FRANKE-Färbung; Vergr. 7,7fach. Die Läsionen *A* und *B* sind durch den Druck der Arter. cerbral. anter. auf das Chiasma bedingt, welches durch den Tumor aufgerichtet wurde. Läsion *A* unterbricht alle rechten oberen temporalen, und das rechte obere nasale maculäre Bündel, Läsion *B* durchschneidet alle temporalen Bündel des linken Opticus (s. Abb. 80). Läsion *A* liegt an der Vereinigungsstelle des Tractus mit dem Chiasma, Läsion *B* in der Mitte des linken Randes des Chiasma.

Fasern sind nur auf eine kurze Strecke mit den linken temporalen peripheren verknüpft. Sobald sich die ersteren der linken hinteren Ecke des Chiasma nähern und in den Tractus opticus eintreten müssen, verlassen sie die linken temporalen peripheren Fasern, ziehen zur unteren Fläche des Tractus (Abb. 84) und nehmen den inneren, unteren Rand dieser Formation ein, da diese in einer höheren Ebene gelegen ist. In diesem Teil ihres Verlaufes ziehen diese Fasern unterhalb sämtlicher anderer Systeme, die das Chiasma bilden. Die linke hintere Ecke des Chiasma verlassend und in den Tractus opticus eintretend,

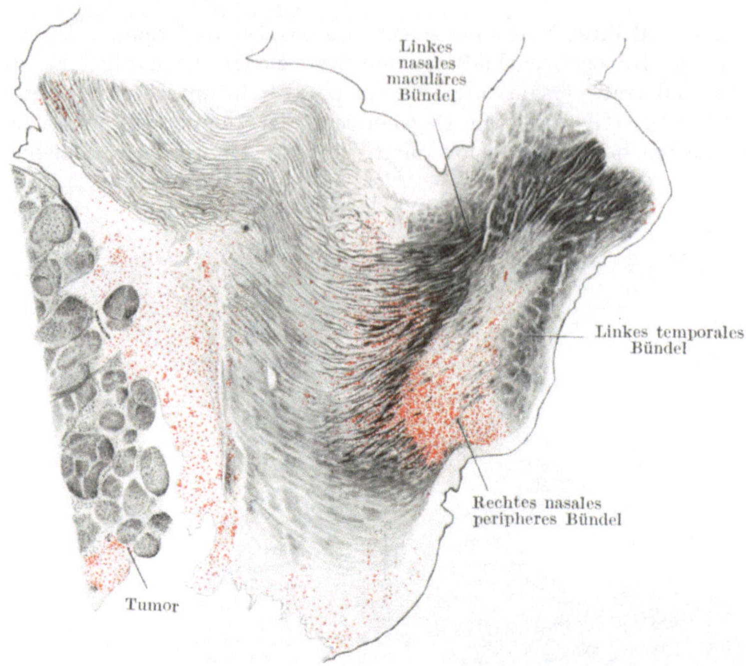

Abb. 82. Rechtsseitiges Meningiom der Ala parva des Keilbeins, das den rechten Rand des Chiasma komprimiert und zerstört. Fall Nr. 37561; Scharlachrot-Präparat; Präparat Nr. 1001; Vergr. 10fach. Faserschwund beider rechter temporaler Bündel und des rechten nasalen maculären Bündels; Degeneration des rechten nasalen peripheren Bündels (linkes vorderes Knie), das rot gefärbt erscheint; Zerstörung des linken nasalen peripheren Bündels. Erhalten die linken temporalen Bündel und das linke nasale maculäre Bündel.

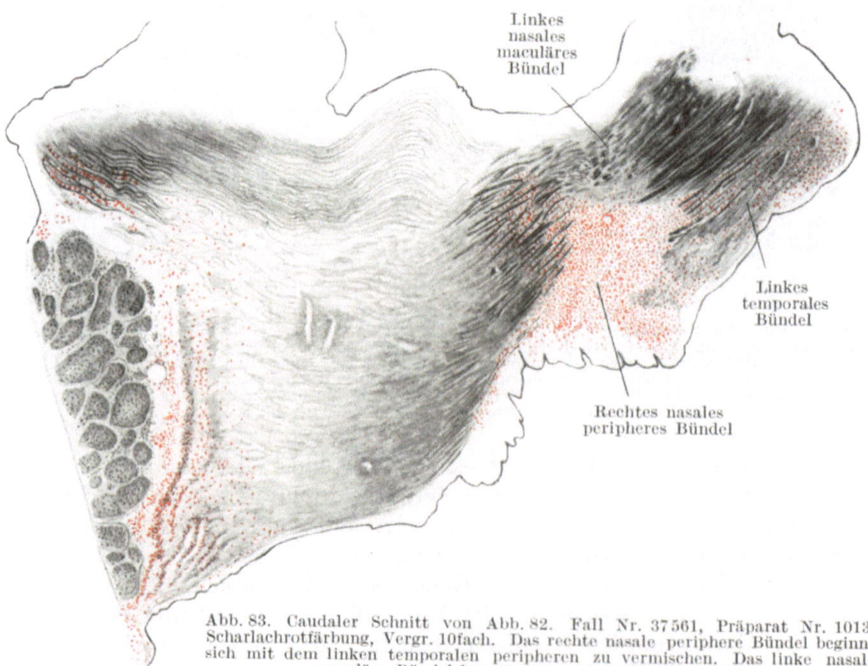

Abb. 83. Caudaler Schnitt von Abb. 82. Fall Nr. 37561, Präparat Nr. 1013, Scharlachrotfärbung, Vergr. 10fach. Das rechte nasale periphere Bündel beginnt sich mit dem linken temporalen peripheren zu vermischen. Das linke nasale maculäre Bündel kreuzt zum rechten Tractus opticus.

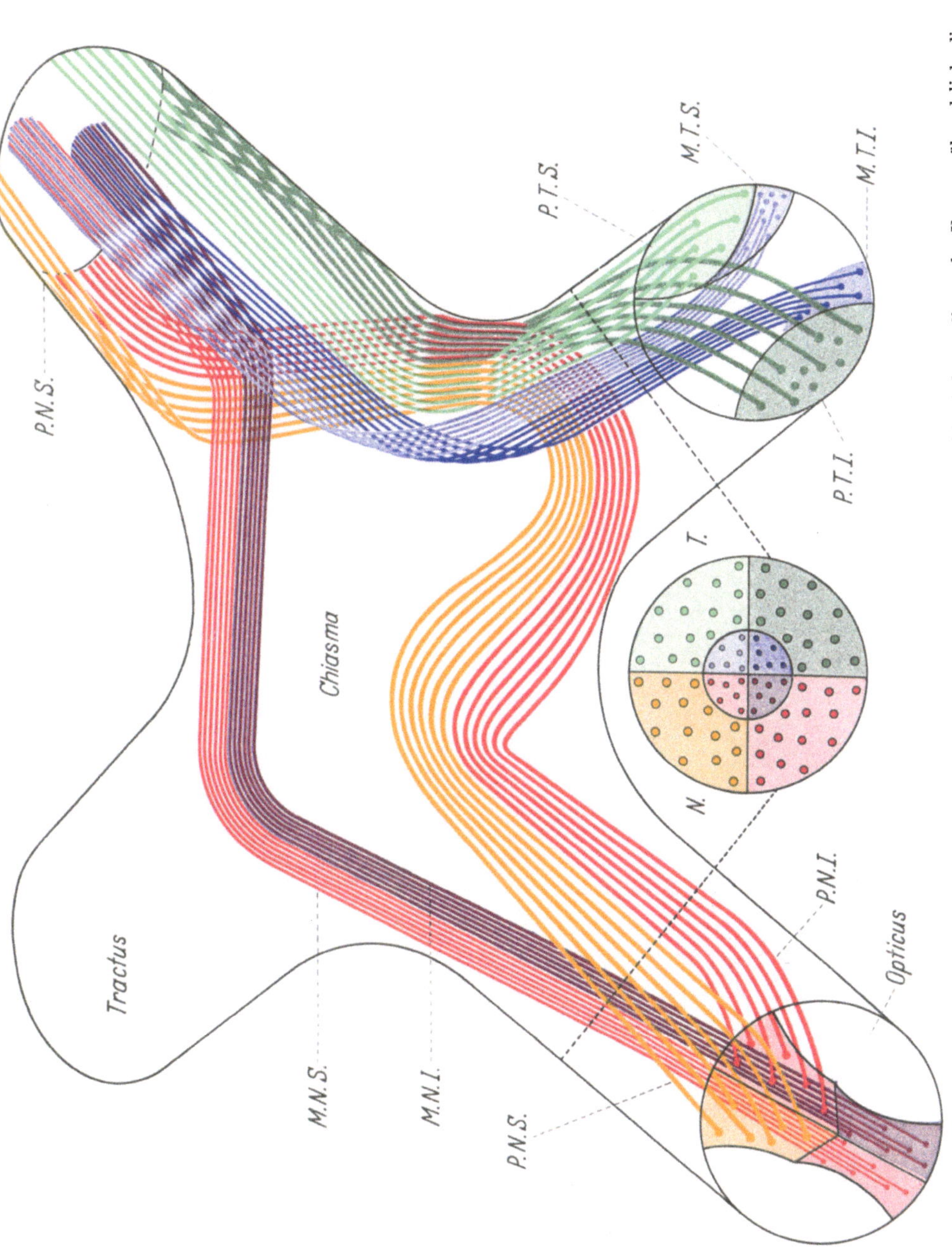

Abb. 79. Schema des Faserverlaufes im Chiasma; letzteres ist von oben gesehen dargestellt. Rechts sind nur die nasalen Fasern, während links die temporalen Fasern gezeigt sind. Ein Frontalschnitt durch den Nervus opticus, in der Mitte der Figur, zeigt die verschiedenen Fasern zusammen. N. nasale Seite; T. temporale Seite; P.N.S. obere nasale periphere Fasern, orange; P.N.I. untere nasale periphere Fasern, zinnoberrot; M.N.S. obere nasale maculäre Fasern, rot; M.N.I. untere nasale maculäre Fasern, violett; P.T.S. obere temporale periphere Fasern, hellgrün; P.T.I. untere temporale periphere Fasern, dunkelgrün; P.T.I. obere temporale maculäre Fasern, hellblau; M.T.I. untere temporale maculäre Fasern. dunkelblau.

Verlag von Julius Springer in Berlin.

lagern sich die rechten nasalen peripheren Fasern um die innere untere Ecke des Tractus (Abb. 85, 86), und zwar die oberen nasalen peripheren an der internen Fläche und die unteren nasalen peripheren an der unteren Fläche dieser Formation (Abb. 86).

Die rechten nasalen maculären Fasern wurden durch das Durchziehen der linken nasalen peripheren Fasern aufgerichtet, so daß sie auf ihrem Verlauf

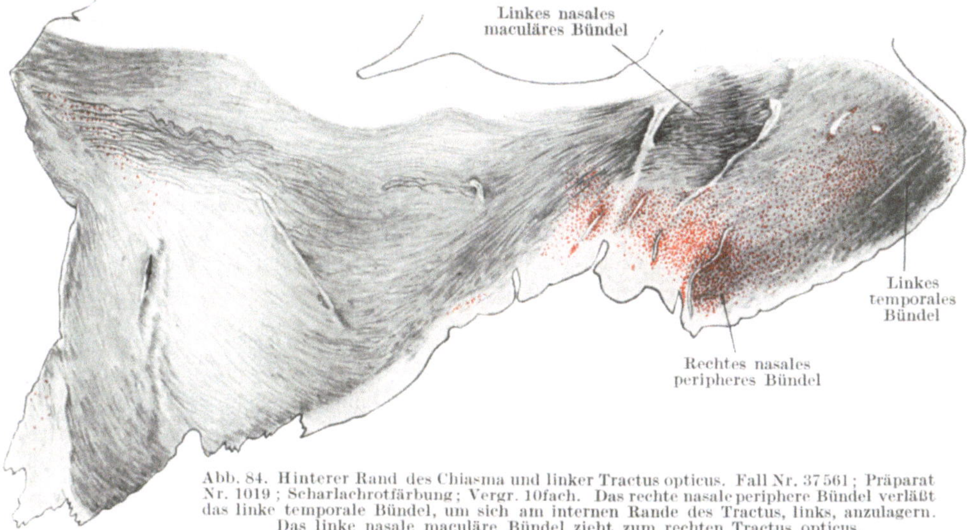

Abb. 84. Hinterer Rand des Chiasma und linker Tractus opticus. Fall Nr. 37561; Präparat Nr. 1019; Scharlachrotfärbung; Vergr. 10fach. Das rechte nasale periphere Bündel verläßt das linke temporale Bündel, um sich am internen Rande des Tractus, links, anzulagern. Das linke nasale maculäre Bündel zieht zum rechten Tractus opticus.

zur rechten hinteren Ecke des Chiasma horizontale und antero-posteriore Richtung haben (Abb. 79). Sie bilden ein Bündel dichtgedrängter Fasern, dessen äußere Fläche an die rechten temporalen Fasern grenzt. Zwischen den rechten

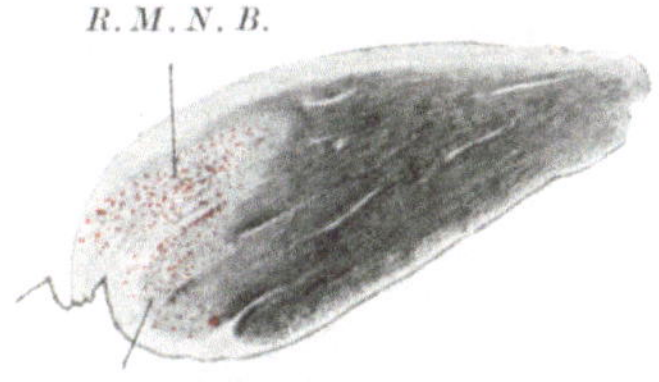

Abb. 85. Otopich; Präparat Nr. 2276; Scharlachrotfärbung; Vergr. 10fach. Anlagerung der rechten, degenerierten, nasalen Faserbündel im linken Tractus opticus, unmittelbar hinter dem caudalen Rande des Chiasma.
R. M. N. B. rechtes nasales maculäres Bündel;
R. P. N. B rechtes nasales peripheres Bündel.

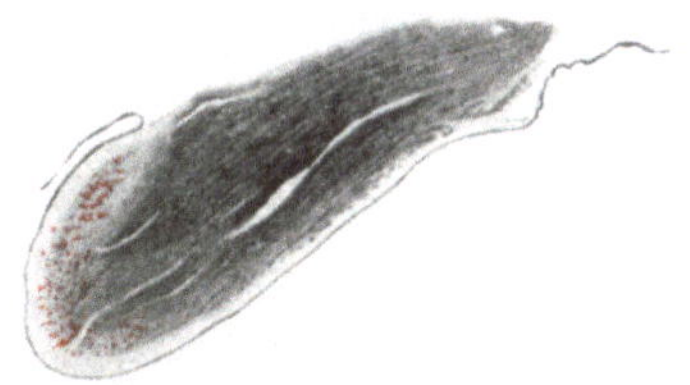

Abb. 86. Otopich; Präparat Nr. 2293; Scharlachrotfärbung; Vergr. 10fach. Caudal von Abb. 85. Die rechten, nasalen, degenerierten Faserbündel umgeben den medialen Rand des linken Tractus opticus.

nasalen peripheren und den rechten nasalen maculären Fasern bleibt ein nach hinten zu offener Winkel frei, der durch Fasern angefüllt ist, die dem Retinateil zwischen Macula und Peripherie entspringen. Die Fasern in der Nähe des nasalen maculären Bündels entsprechen der Retina zwischen 10^0 und 30^0, während jene, die dem nasalen peripheren Bündel am nächsten sind, den Retinasegmenten zwischen 45^0 und 30^0 entsprechen müssen.

In Wirklichkeit vollzieht sich der Übergang zwischen nasalen maculären und nasalen peripheren Bündeln gradweise, aber es steht doch fest, daß beide

Bündel einen gesonderten Verlauf nehmen. An der rechten hinteren Ecke des Chiasma angekommen, biegt das nasale maculäre Bündel im rechten Winkel nach der Mittellinie zu um und zieht in transversaler und horizontaler Richtung zur linken hinteren Ecke des Chiasma. An dieser Stelle, oberhalb des rechten nasalen peripheren Bündels kreuzend, dringt es in den Tractus opticus ein und lagert sich außer- und oberhalb des rechten nasalen peripheren Bündels. Auf seinem ganzen Verlauf ist das Bündel sowohl scharf umrissen als auch in eine untere und eine obere Zone gegliedert, die den unteren und den oberen nasalen maculären Teilen der Retina entsprechen (Abb. 80, 81).

Die rechten temporalen (peripheren und maculären) Bündel verlaufen am rechten Rande des Chiasma bis zur hinteren rechten Ecke desselben, kreuzen oberhalb der linken nasalen peripheren Fasern und treten in den Tractus opticus ein, und zwar immer an seinem äußeren Rand entlang verlaufend. Die temporalen maculären Fasern liegen im Zentrum des Tractus opticus, außerhalb der linken nasalen maculären Fasern. Auch die temporalen Faserbündel sind in einen oberen und unteren Teil gegliedert, den Segmenten der Retina, aus denen sie stammen, entsprechend (Abb. 80, 81).

3. Tractus opticus.

Die Lage der verschiedenen Faserbündel im Tractus opticus ist ebenfalls gewissen Veränderungen unterworfen.

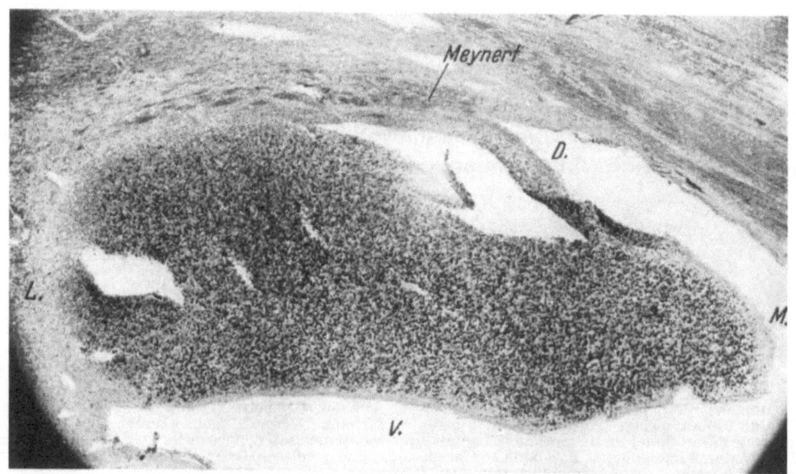

Abb. 87. Rechter Tractus opticus. Fall Nr. 13394; Präparat Nr. 545; Scharlachrotfärbung; Vergr. 14,6fach. Totale Degeneration der Tractusfasern; an Stelle der Markfasern sind nur noch Fetttropfen im Tractus opticus zu erkennen. MEYNERTs Commissur erhalten. *D.* dorsal; *M.* medial; *V.* ventral; *L.* lateral.

Der Tractus opticus hat die Form eines in die Länge gezogenen Bandes und ist von oben nach unten abgeplattet; er verläuft dem Pedunculus cerebri dicht anhaftend, in dem er den peripheren Teil des Fußes umgibt. Auf Querschnitten ändert der Tractus scheinbar seine Form; aber in Wirklichkeit ist diese Formänderung auf die schräge Lage des Tractus im Verhältnis zur Schnittebene zurückzuführen.

Der Tractus besitzt zwei Flächen (eine dorsale und eine ventrale) und zwei
Ränder, einen inneren, sehr dicken und einen äußeren, dünnen.

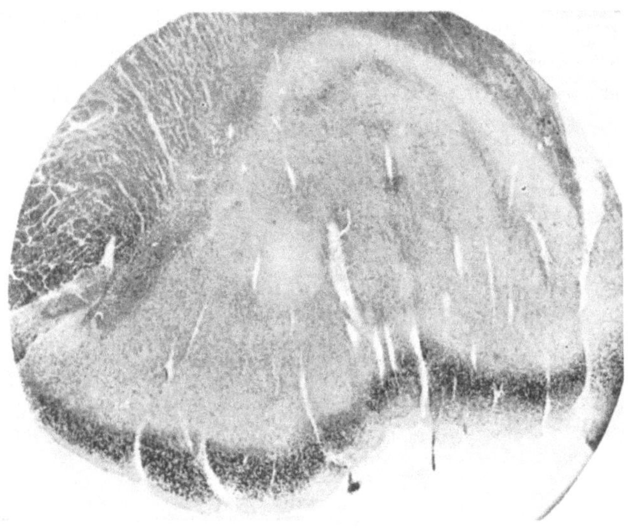

Abb. 88. Mittleres Drittel des rechten Geniculatum externum. Fall Nr. 13 394; Präparat Nr. 567; Scharlachrotfärbung· Vergr. 14,6fach. Die Fetttropfen der degenerierten Tractusfasern lagern sich nur an der unteren
Fläche des Geniculatum (6. Schicht); trotz ihrer großen Menge und Ausdehnung ist am caudalen Pol des
Geniculatum kein Fett mehr zu erkennen. S. Abb. 89.

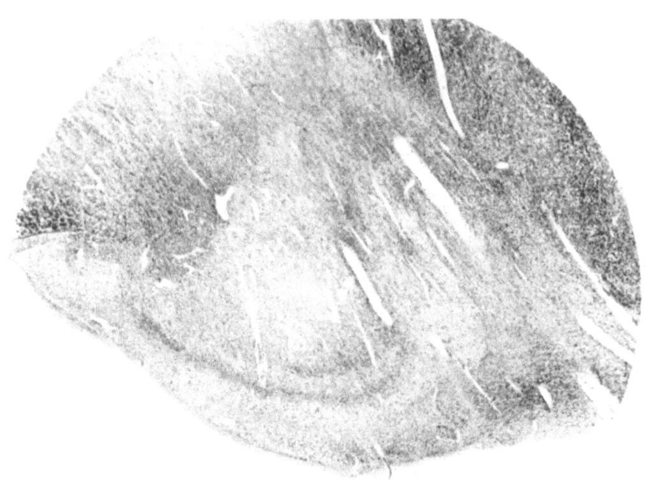

Abb. 89. Caudaler Pol des rechten Geniculatum.
Fall Nr. 13 394; Präparat Nr. 574; Scharlachrotfärbung; Vergr. 14,6fach.

*Vor allem läßt sich deutlich feststellen, daß sich der Tractus opticus vollständig
im Geniculatum externum erschöpft (Abb. 87, 88, 89). Seine Fasern ziehen weder
zum Pulvinar noch zu den vorderen Vierhügeln.* In den Fällen 37 561, 13 394,
34131, 31186, wird an Scharlachrot-Präparaten gezeigt, daß die Fasern des
Tractus opticus nur bis zur Grenze des hinteren Viertels mit den vorderen drei

Vierteln der unteren Fläche des Geniculatums zu verfolgen sind. Weiter unten werden wir zeigen, daß die Fasern an der Basis des Kniehöckers, die man als Tractusfasern betrachtete, einem efferenten System des Geniculatum externum angehören.

Die Bündel der optischen Fasern *lagern sich im Tractus opticus* in folgender Weise: Die nasalen Fasern sammeln sich am inneren Rande des Tractus

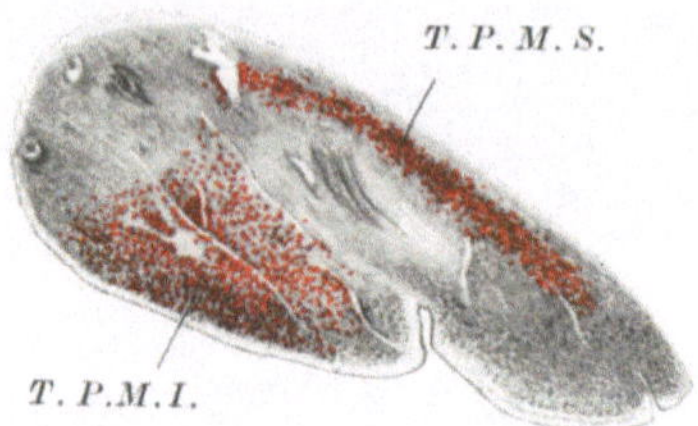

Abb. 90. Frontaler Pol des rechten Geniculatum externum. Fall Nr. 37561; Präparat Nr. 1047; Scharlachrot-färbung; Vergr. 10fach. Trotz des totalen Faserschwundes der recht. temporal. Bündel im Chiasma (Abb. 82, 83, 84) sind die Grenzen derselben in Form von Fetttropfen am frontalen Pol des *G. E.* zu erkennen. Die temporal., macul. und peripher. Bündel sind in zwei Abteilungen geteilt: in obere und untere. Die oberen Bündel, *T. P. M. S.*, projizieren sich auf die obere und interne Mitte der 2., 4. und dorsalen 5. Schicht; während die unteren Bündel *T. P. M. I.* sich am äußeren und unteren Rand des *G. E.* lagern, um im infero-externen Teil der 2., 4. und dorsalen 5. Schicht zu endigen.

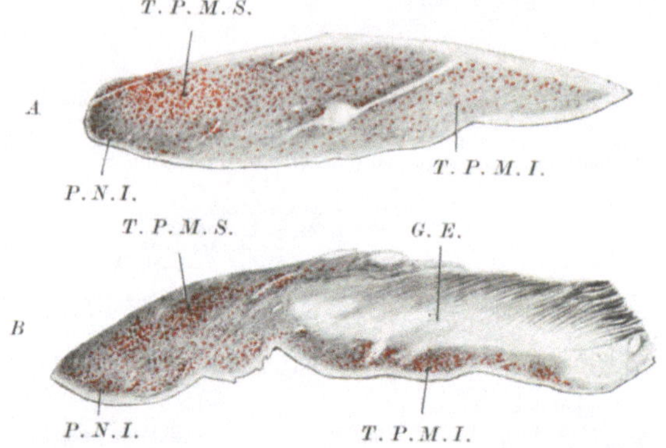

Abb. 91. *A* Linker Tractus opticus. Fall Nr. 32528: Präparat Nr. 671; Scharlachrotfärbung; Vergr. 10fach. *A* In rot, die drei degenerierten Faserbündel; die oberen temporal. macul. und peripher. Bündel sind am oberen Rand des Tractus gelagert, *T. M. P. S.*, während die des unteren Teiles der temporal. Retina, *T. M. P. I.*, in der temporal. Region des Tractus verstreut sind. Die unteren nasal. peripher. Fasern bilden ein deutliches Bündel an dem medialen und unteren Teil des Tractus, *P. N. I. B* Caudales Präparat von *A*. Die oberen temporal. Fasern nehmen den medialen und oberen Teil des Genic. exter. ein (*T. M. P. S.*), die unteren temporal. (*T. M. P. I.*) nehmen die 6. Schicht ein.

und in jenen Abschnitten der oberen und unteren Fläche, die diesem Rande am nächsten liegen (Abb. 85, 86). Sie bilden im allgemeinen eine nach oben und außen gerichtete Höhlung, in welche sich die temporalen Fasern einfügen. Demnach ist folgendes festzulegen (Abb. 79):

1. Die nasalen peripheren Fasern umgeben die nasalen maculären, die im Tractus opticus zentral gelegen sind und den temporalen maculären anliegen; diese letzteren sind wiederum von den temporalen peripheren Fasern umgeben.

2. Sowohl die nasalen als auch die temporalen Fasern sind in einen oberen und einen unteren Teil gegliedert, den homonymen Retinaanteilen, aus denen sie stammen, entsprechend.

3. Am rechten Geniculatum externum angekommen, lagern sich die Fasern folgendermaßen:

Die nasalen peripheren unterhalb der 5. Schicht, am innersten Teil.

Die oberen temporalen, peripheren und maculären Fasern lagern sich an der medialen Fläche des Geniculatum (Abb. 90, 91).

Die unteren temporalen, peripheren und maculären Fasern (Abb. 90), unterhalb der 5. Schicht.

Die nasalen maculären Fasern endigen direkt im Sporn der 1. und 3. Schicht.

Die Aufteilung der Faserbündel des Tractus opticus im Geniculatum externum vollzieht sich allmählich. Im frontalen Pol des Geniculatum externum erschöpfen sich die maculären Bündel, sowohl die nasalen als auch die temporalen.

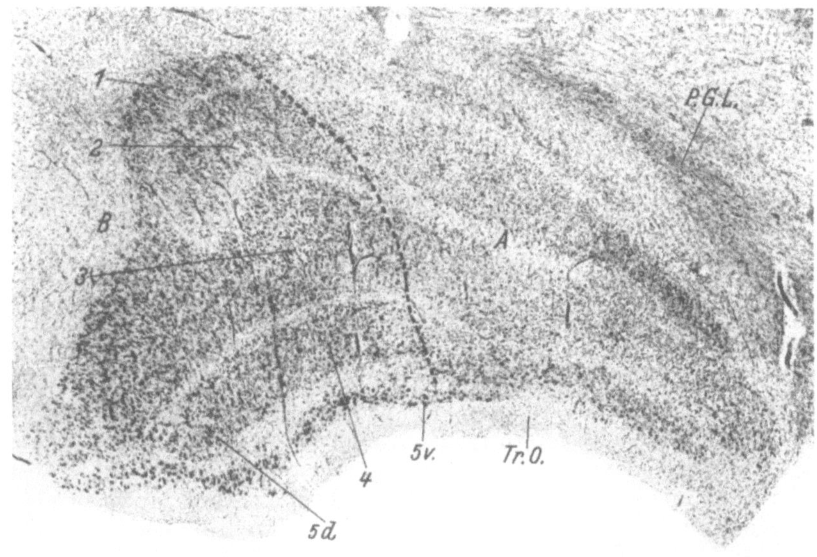

Abb. 92. Rechtes Geniculatum externum. Fall Nr. 55793; Präparat Nr. 8344; NISSL-Präparat; Vergr. 18fach. *A* atrophiert durch Läsion des oberen Teils der Radiatio optica; *B* normal, entspricht dem unteren Teil der Sehstrahlung. *P. G. L.* loses Prägeniculatum; *Tr. O.* Tractus opticus.

Diese Bündel liegen sozusagen im Zentrum des Tractus opticus, und da der frontale Pol des Geniculatum externum in Form von Spornen beginnt, die in das Zentrum und den oberen Teil des Tractus eindringen, folgt sich daraus, daß sich zuerst die maculären Bündel in den oralen Teilen des Geniculatum erschöpfen. Die peripheren nasalen und temporalen Faserbündel endigen erst später, d. h. in caudaleren Abschnitten des Geniculatum externum. (Siehe Schema Abb. 123.)

Demnach vollzieht sich die Verteilung der Sehfasern beim Eindringen in das Geniculatum externum im Verhältnis zu seinen Ebenen, das heißt entsprechend den Segmenten ober- und unterhalb des horizontalen Meridians (Abb. 123).

Da das Geniculatum von vorne nach hinten durch eine schräge Ebene von oben-außen nach unten innen in zwei Segmente geteilt ist und da ein Segment dem oberen und ein Segment dem unteren homonymen Retinaanteil entspricht (mediales Segment, obere Retina; laterales Segment, untere Retina; Abb. 92), so müssen die optischen Fasern, die im Geniculatum endigen, sich entsprechend anordnen. Daher sind die oberen temporalen Faserbündel (die peripheren und maculären umfassend) am medialen und oberen Teil des Geniculatum angeordnet, während die unteren temporalen Bündel sich unter- und außerhalb lagern. Die nasalen Faserbündel, sowohl die oberen als auch die unteren, nehmen die dazwischen liegenden Teile ein; und zwar die oberen in der Nähe der medialen Oberfläche des Geniculatum und die unteren unterhalb der ventralen 5. Schicht.

Schrifttum.

ARIENS KAPPERS: Die vergleichende Anatomie des Nervensystems der Wirbeltiere und des Menschen, 1921.

BALADO, MALBRAN y FRANKE: Constitucion anatomica del quiasma. Hemianopsia binasal. Semana méd. **1933**.

HENSCHEN: Klinische und anatomische Beiträge zur Pathologie des Gehirns, Bd. 1, 2, 3, 4. Upsala. — Die zentralen Sehstörungen. Handbuch der Neurologie von LEWANDOWSKY. Berlin 1910. — HIPPEL: Siehe WILBRAND u. SAENGER.

KRAUSE: Siehe ARIENS KAPPERS.

RÖNNE: Die anatomische Projektion der Makula im Geniculatum externum. Z. Neur. **22** (1914).

ZWANENBURG: Quantitatief onderzoek over den bouw van het netvlies. Diss. Amsterdam 1915.

4. Radiatio optica.

Bevor wir den Verlauf der Radiatio optica beim Menschen beschreiben, müssen wir die Definition dieses Begriffes festlegen. „Die Radiatio optica ist das Fasersystem, welches das Geniculatum externum mit der Calcarinarinde verbindet." WINKLERs Auffassung, der verschiedene Fasersysteme mit verschiedenem Ursprung und verschiedener Endigung „Radiatio optica" benennt, erscheint nicht geeignet, dieses Problem aufzuklären.

In PFEIFERs und PUTNAMs Arbeiten findet man eine eingehende Geschichte der heutigen Auffassungen über die Radiatio optica. ROSE gibt die verschiedenen Anschauungen über den Verlauf der geniculocalcarinen Bahn an. In vorliegender Arbeit beschreiben wir in zusammenfassender Form den Verlauf dieser Bahn auf Grund pathologischer, klinisch-anatomischer und myelogenetischer Untersuchungen. Wir stimmen mit HENSCHEN darin überein, daß die Radiatio optica vom physiologisch-anatomischen Standpunkt aus betrachtet werden muß. Rein pathologische oder rein myelogenetisch-anatomische Studien führen leicht zu Irrtümern, indem man dem geniculo-calcarinen System funktionell von ihm unabhängige Bahnen einverleibt. In der Tat haben die Autoren, die die Radiatio optica durch myelogenetisch-anatomische Untersuchungen studierten, FLECHSIG und PFEIFER, die wichtigen Viae receptora und effectora des Temporal- und des Occipitallappens vergessen. Wir übergehen hier die grundlegenden Einwendungen, welche gegen die Ergebnisse der Myelogenese erhoben wurden, Ergebnisse, die FLECHSIG selbst späterhin den pathologisch-anatomischen Auffassungen anpassen mußte.

Die Verknüpfung zwischen dem Thalamus und dem Temporal- und Occipitallappen, zwischen dem Temporal- und Parietallappen wird durch Bahnen hergestellt, welche die Sehmarklamelle von PFEIFER begleiten oder durchkreuzen; die Zone ist zu ausgedehnt, um nur der Radiatio optica anzugehören. Wir berichten über pathologisch-anatomische Fälle nach sorgfältiger Untersuchung des Gesichtsfeldes, mit quantitativer Perimetrie; es wurden von einigen

dieser Fälle Serienschnitte vom Chiasma bis zum Occipitallappen angefertigt
und nach HERXHEIMER, SPIELMEYER, WEIGERT-PAL und NISSL gefärbt. Die
durch das Studium dieser Fälle erreichten Ergebnisse wurden durch das Studium
der Serienschnitte von Degenerationsherden in verschiedenen Teilen des Gehirns
vervollständigt (Herde im Thalamus, im oberen und unteren Temporallappen,
im Parietallappen, im oberen und unteren Occipitallappen, im Linsenkern,
Gehirnatrophie usw.). Dieses Material (Abb. 94, 95, 96, 97, 98) hat uns das

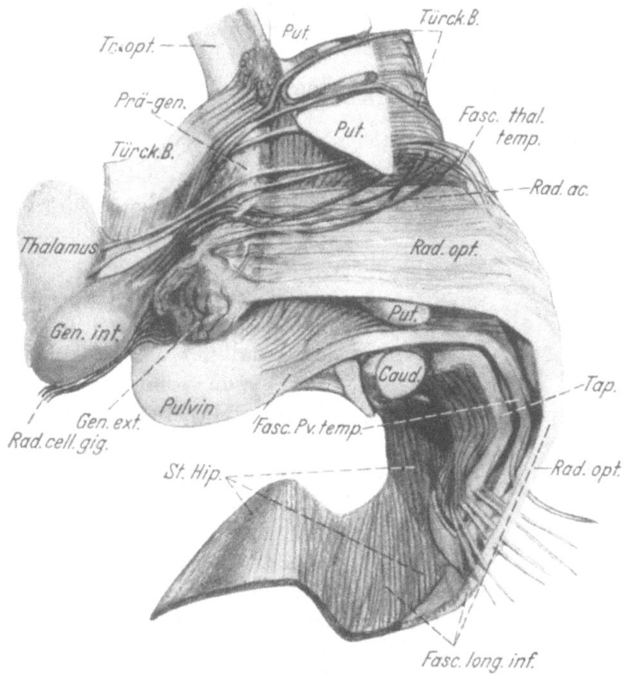

Abb. 93. Schema des Verlaufes der rechten Radiatio optica vom Geniculatum externum bis zum Fasciculus
longitudinalis inferior. Die Radiatio optica und das Geniculatum extern. sind von der caudalen Fläche aus
betrachtet dargestellt. Zur besseren Verständlichkeit sind einige anatomische Relationen etwas modifiziert.
Tr. opt. Tractus opticus; *Prä-gen.* Prägeniculatum; *Gen. int.* Geniculatum internum; *Gen. ext.* Geniculatum
externum; *Put.* Putamen; *Fasc. thal. temp.* thalamo-temporales Bündel; *Rad. ac.* Radiatio acustica; *Rad. opt.*
Radiatio optica; *Fasc. Pv. Temp.* pulvino-temporal. Bündel; *Tap.* Tapetum; *Fasc. long. inf.* Fasciculus longi-
tudinal. inferior; *St. Hip.* Stabkranz des Hippocampus; *Rad. cell. gig.* Radiatio cellularum gigantium.

Laboratorium der Psychiatrischen Klinik der medizinischen Fakultät zu Buenos
Aires zur Verfügung gestellt. Die Untersuchung myelogenetischer Serienschnitte
zur Darstellung der Sehbahn mußten wir aufgeben; es fehlt diesen Präparaten
die nötige Differentiation und Feinheit (außerdem sind sie vom funktionellen
Standpunkt aus ohne Wichtigkeit).

Die Radiatio optica (Schema Abb. 93), entspringt aus der dorsalen, medialen
und lateralen Fläche und dem frontalen und caudalen Pol des Geniculatum externum. Die vom Kniehöcker ausgehenden Nervenfasern vereinigen sich und
bilden das WERNICKEsche Feld. In dieser Zone durchkreuzen sich mehrere
Bahnen, die Radiatio thalamo-temporalis, pulvino-temporalis, acustica und
schließlich die Radiatio optica. Auch das temporo-pontine Bündel, wenigstens
einige Fasern desselben, scheint an der Bildung des WERNICKEschen Feldes

teilzunehmen; es liegt frontalwärts. Im Bereiche des WERNICKESchen Feldes ist es nötig, die Beziehung der Fasern der Sehstrahlung zu den benachbarten Zonen zu berücksichtigen. Am frontalen Pol des Geniculatum externum werden diese Fasern dorsal durch das TÜRCKsche Bündel begrenzt und ruhen ventral auf zwei Markfaserschichten, von denen die dorsale der Radiatio pulvino-temporalis und die ventrale dem Tapetum des Balkens entspricht (Abb. 100, 101).

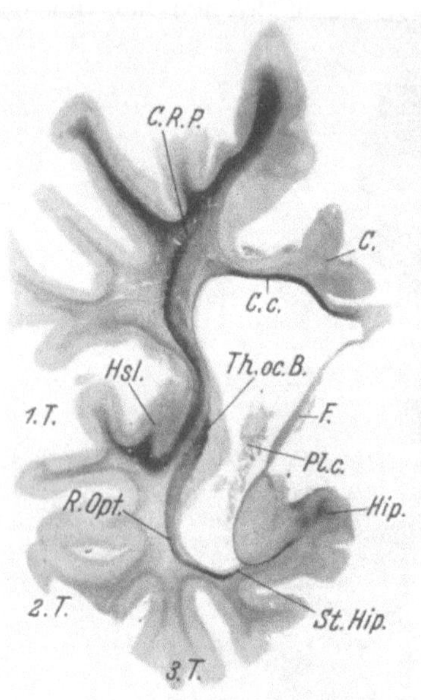

Abb. 94. Hirnatrophie durch Idiotie. Ausgedehnte Atrophie des Temporallappens (2. und 3. Windung und Gyrus fusiformis) und des Gyrus supramarginalis. Erhalten: das TÜRCKsche Bündel, die Radiatio optica und acustica und der Stabkranz des Hippocampus. Das temporo-thalamische Bündel zieht an der dorsalen Fläche des Prägeniculatum entlang. WEIGERT-PAL-Färbung; natürl. Größe. *C. R. P.* Corona radiata des Parietallappens; *C.* Cingulum; *C. c.* Corpus callosum; *Hsl.* HESCHLsche Windung; *Th. oc. B.* Thalamo-occipitales Bündel; *F.* Fimbria; *Pl. c.* Plexus chorioideus; *Hip.* Hippocampus; *R. opt.* Radiatio optica; *St. Hip.* Stabkranz des Hippocampus; *1. T., 2. T., 3. T.* 1., 2. und 3. Temporalwindung.

Sobald die Fasern des temporo-pontinen Bündels ihre Beziehung zur Radiatio optica verlieren, treten an ihre Stelle die thalamo-temporalen und hypothalamo-temporalen Bündel und wahrscheinlich die Fasern, die den Thalamus mit dem Mandelkern verbinden (HILPERT). Späterhin schmiegt sich die Radiatio acustica der Sehstrahlung an und vermischt sich im dorsalen und caudalen Teil des WERNICKEschen Feldes mit derselben (Abb. 95). Am caudalen Pol des Geniculatum steht die Radiatio optica in engem Kontakt mit der thalamo-occipitalen Bahn (Abb. 97, 101). Die vom frontalen Pol des Kniehöckers ausgehenden Nervenfasern ziehen caudalwärts, die vom medialen Teil direkt lateralwärts, während die dem caudalen Pol entspringenden Fasern sich nach vorne richten. Die von den Riesenzellen ausgehenden Nervenfasern schließen wir aus der Radiatio optica aus; sie bilden zum größten Teil das Brachium quadrigeminum superius und endigen im vorderen Vierhügel. Zu einem Bündel vereinigt, dessen antero-posteriorer Durchmesser fast dem des Geniculatum entspricht, ziehen die Fasern der Radiatio optica nach dem Temporallappen, durchsetzen die letzten und ventralsten Teile des Putamen des Linsenkerns und werden nacheinander von den thalamo-temporalen Fasern, der Hörleitung und den thalamo-occipitalen Fasern bedeckt.

Sowohl bei dem weiter unten beschriebenen, klinisch-anatomischen Fall als auch bei den pathologisch-anatomischen Fällen konnten wir die Ansicht PFEIFERs, daß die Zipfelmütze der Radiatio optica zugehörig sei, nicht bestätigen. Die unter diesem Namen von dem Autor beschriebene Zone wird durch thalamo-temporale und thalamo-occipitale Faserzüge und die Radiatio acustica gebildet (Abb. 95). Die Sehstrahlung vermischt sich nicht mit diesen Systemen; bei unserem klinisch-anatomischen Fall fanden wir in Scharlachrot-Präparaten keine Degeneration der Zipfelmütze (Abb. 100, 101), obwohl der Patient eine totale homonyme Hemianopsie hatte. Nach PFEIFERs Annahme der Sehstrahlung

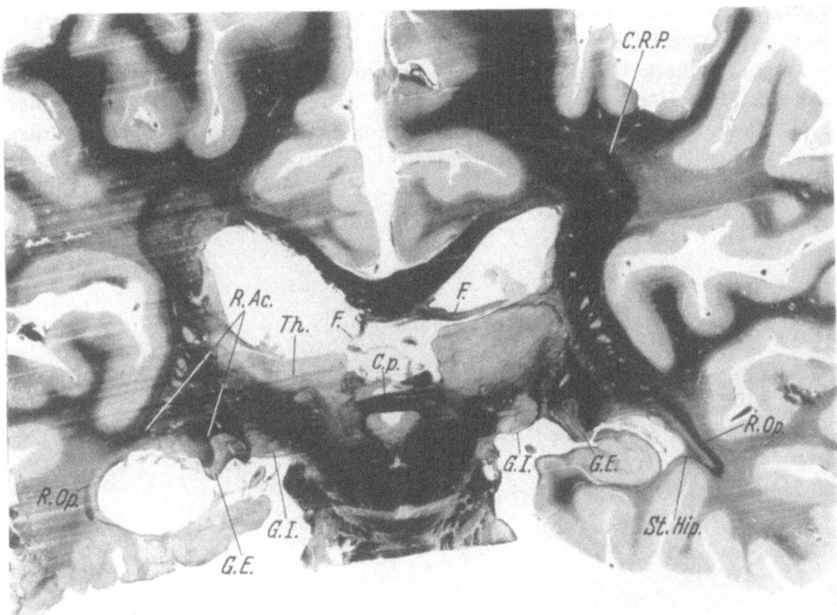

Abb. 95. Ausgedehnter Herd im Hippocampus und in der 2. und 3. rechten Temporalwindung. WEIGERT-PAL-Färbung; natürl. Größe. Degeneration der Radiatio optica, des pulvino-temporalen Bündels und des Stabkranzes des Hippocampus. Radiatio acustica und ein Teil des TÜRCKschen Bündels erhalten; trotz schwerer Läsion der Radiatio optica ist die „Zipfelmütze" nach PFEIFER erhalten. Fornixatrophie nach Läsion des Temporallappens. *R. Ac.* Radiatio acustica; *G. I.* Geniculatum internum; *R. Op.* Radiatio optica; *G. E.* Geniculatum externum; *Th.* Thalamus; *F.* Fornix; *C. p.* Commissura posterior; *St. Hip.* Stabkranz des Hippocampus; *C. R. P.* Corona radiata des Parietallappens.

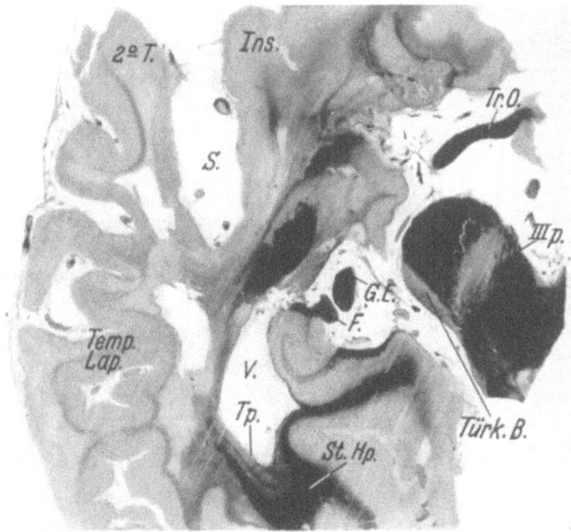

Abb. 96. Horizontalschnitt der linken Hemisphäre durch den Boden des Carrefours des Ventrikels. WEIGERT-PAL-Färbung; natürl. Größe. Großer Erweichungsherd, der den Lobul. pariet. super., den Gyr. supramarginal. und die 1. und 2. Temporalwindung zerstörte, und bis zur Wand des Ventrikels reichte. Vollständige Unterbrechung der Radiatio optica und der thalamo-occipitalen Bahn. Stabkranz des Hippocampus intakt. *Ins.* Insula; *S.* Sylviische Furche; *Tr. O.* Tractus opticus; *III p.* N. oculomotorius; *V.* Ventrikel; *Tp.* Tapetum; *Temp. Lap.* Temporallappen; *St. Hp.* Stabkranz des Hippocampus; *F.* Fimbria; *G. E.* Geniculatum externum.

angehörig, soll diese Region von außerordentlicher Wichtigkeit sein. Die Radiatio optica soll bis zum oberen Inselrand steil aufsteigen, würde aber auf diese Weise keinen Raum für die corticopetale (thalamo-occipitale) Bahn freilassen. Wenn PFEIFERs Meinung richtig wäre, würde sie vom funktionellen Standpunkt aus das Auftreten hemianopischer Skotome im oberen Quadranten durch Läsion der oberen Teile des Parieto-Occipitallappens gestatten. Bei der

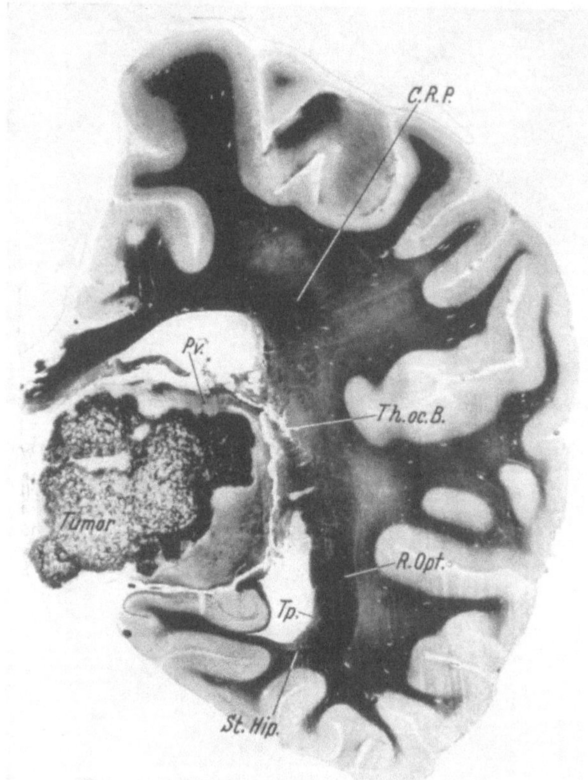

Abb. 97. Großer Tumor des linken Thalamus und Pulvinar. Vertikalschnitt in der Nähe des Carrefour. WEIGERT-PAL-Färbung; natürl. Größe. Starke Degeneration des thalamo-occipitalen Bündels (*Th. oc. B.*); Radiatio optica und Stabkranz des Hippocampus normal. *C. R. P.* Corona radiata des Parietallappens; *Pv.* Pulvinar; *R. Opt.* Radiatio optica; *St. Hip.* Stabkranz des Hippocampus; *Tp.* Tapetum.

Betrachtung der PFEIFERschen Schemata erkennt man, daß die Fasern des dorsalen Saumes der Sehmarklamelle, speziell die obersten, sich im caudalen Teil der unteren Calcarinarinde verteilen. Dieser dorsale Teil der Sehmarklamelle wird auf eine kurze Strecke ihres Verlaufs auf den Cuneus und den frontalen Teil der oberen Calcarinarinde projiziert, wie uns das Schema von PFEIFER zeigt. Wir wissen nun aber, daß eine Läsion des frontalen Teils des Cuneus keine oberen Skotome hervorruft, sondern daß diese stets inferior sind (s. HENSCHEN, HUN, LENZ, RÖNNE, BALADO, ADROGUÉ, FRANKE). Demnach steht das Schema von PFEIFER, das sich auf den dorsalen Saum der Sehmarklamelle bezieht, zu den klinisch-anatomischen Befunden im Gegensatz. Was jedoch die pathologisch-anatomischen Untersuchungen anbetrifft, so lassen

diese leicht erkennen, daß der dorsale Saum der Sehmarklamelle der cortico-
petalen oder thalamo-occipitalen Bahn entspricht (Abb. 95, 97, 102).

Die geniculo-calcarinen Fasern vereinen sich bei ihrem Eintritt in den
Temporallappen (Abb. 93), einer horizontalen Platte ähnlich zu einem Faserkomplex, dessen medialer Rand mit dem Geniculatum, dessen lateraler Rand
mit dem Fasciculus longitudinalis inferior, sein frontaler Rand mit den thalamo-temporalen und dessen caudaler Rand mit den pulvino-temporalen Fasern in Kontakt steht. Seine dorsale Fläche steht aufeinanderfolgend zu der Hörleitung und der thalamo-occipitalen Bahn in Beziehung; die ventrale mit der Radiatio pulvino-temporalis und dem Tapetum des Balkens. Sobald die Fasern der Radiatio optica zum Temporallappen (1. Hirnwindung) gelangen, fügen sie sich dem Fasciculus longitudinalis inferior ein. Sie geben nunmehr ihre transversale Richtung auf, um eine antero-posteriore einzunehmen, wie eine vertikal gestellte Platte und haben nun zwei Flächen: die mediale Fläche schmiegt sich der pulvino-temporalen, der temporo-pontinen und der thalamo-temporalen Bahn an; die laterale Fläche entspricht dem Album gyrorum des Temporal-lappens (Abb. 94, 95). Außerdem haben die Sehfasern einen dorsalen Rand in Kontakt mit der thalamo-occipitalen Bahn und der Hörleitung und einen ventralen Rand, der in Verbindung mit dem Stabkranz des Gyrus hippocampi steht (Abb. 102); diese Formation ist nur in patho-logisch-anatomischen Fällen erkennbar (Abb. 96, 102).

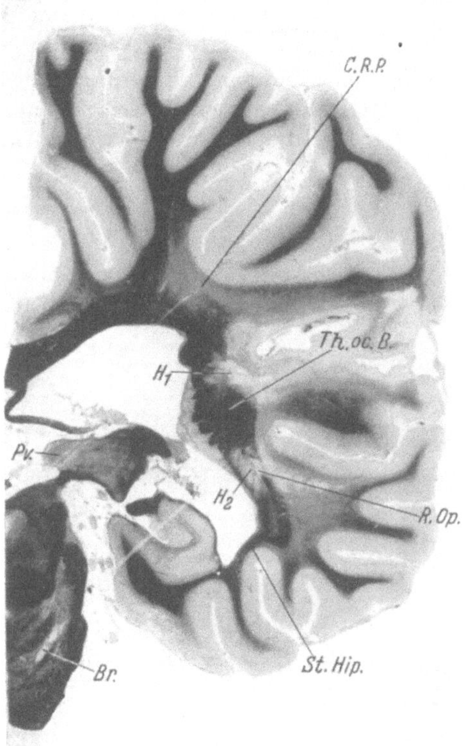

Abb. 98. Ausgedehnter Erweichungsherd des Gyr. central. anter., der 1. Temporalwindung und der Insel. WEIGERT-PAL-Färbung; natürl. Größe. Der dorsale Herd *H₁* unter-bricht das Strat. sagitt. ext. und steht in Verbindung mit dem großen Herd der 1. Temporalwindung. Großer Markfaserschwund der Corona radiata parietalis, durch die Unterbrechung der Bahn, die in Abb. 94 gezeigt ist. Der Herd *H₂* unterbricht alle Strat. sagitt. und vermindert die Höhe der Radiatio optica. Thalamo- und pulvino-occipitale Bahn erhalten, ebenso der Stabkranz des Hippocampus. Beide Herde, *H₁* und *H₂*, blieben in der ganzen Serie dorsal und ventral bzw. ihre Richtung war immer horizontal.

Das temporale Knie der Sehstrahlung von MEYER in klinisch-anatomischen
Fällen, von CUSHING in klinisch-chirurgischen und von FLECHSIG und PFEIFER
myelogenetisch beschrieben, haben wir nicht als der Sehbahn zugehörig erkennen
können. Zu CUSHINGs Daten sind folgende Einwendungen zu machen:

1. Es fehlen anatomische Beweismittel.

2. Die Skotome sind sehr verschieden; einige nehmen die dorsalen Teile
des Gesichtsfeldes ein, andere die ventralen (periphere Portion) und andere
wieder reichen bis zur Macula.

3. Die vollständige Wiederherstellung des Gesichtsfeldes nach der Operation in Fällen von cystischem Gliom des Temporallappens spricht gegen eine Invasion der Radiatio optica durch Geschwulstelemente.

4. Die annehmbarste Hypothese zur Erklärung der hemianopischen Skotome durch Tumoren des Temporallappens wäre die von der Kompression des Tractus opticus. Diese Hypothese würde die Wiederherstellung des Gesichtsfeldes in Fällen infiltrativer Gliome des Temporallappens erklären. Schon vor längerer Zeit erörterte TRAQUAIR diese Meinung.

In Übereinstimmung mit DÉJÉRINE scheint uns das Fasersystem, das den vorderen Teil des lateralen Ventrikels umgibt, aus mehreren Bahnen zusammengesetzt. Weder die Degenerationsherde noch die klinisch-anatomischen Fälle,

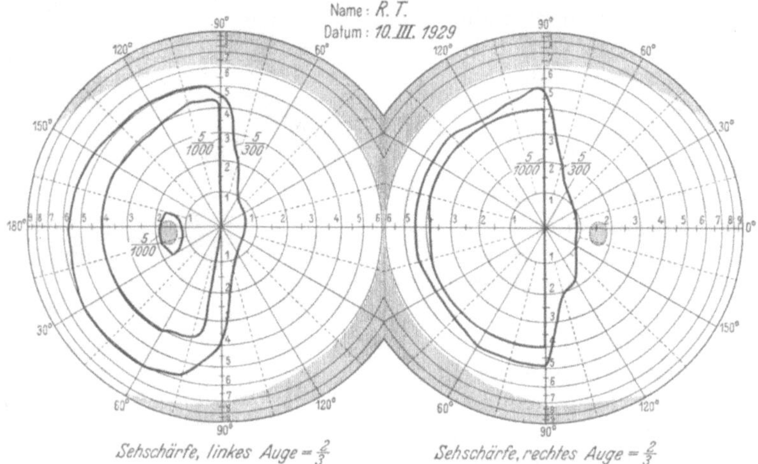

Abb. 99. Gesichtsfeld des Patienten, Fall Nr. 38470, vor der Operation. Rechtsseitige homonyme Hemianopsie, die die Macula interessierte. Die innere Kurve entspricht einem weißen Index von 5 mm, bei 1 m Abstand: die äußere entspricht einem weißen Index von 5 mm, bei 30 cm Abstand; Sehschärfe in beiden Augen gleich $^2/_3$.

noch die Myelogenese sind ausreichend, um die Elemente, die das temporale Knie der Sehmarklamelle von PFEIFER zusammensetzen, zu erkennen. Man muß auf Fälle von Mißbildung, wie den Fall HINRICHs, zurückgreifen, bei dem man das Fortbestehen eines Teiles dieses Fasersystems, trotz der Abwesenheit der geniculo-calcarinen Bahn feststellen kann. Der Stabkranz des Hippocampus, die thalamo-temporalen Fasern und die Fasern, die den Thalamus mit dem Mandelkern verbinden, bilden den größten Teil dieses Knies. Der Fall 49575 (Abb. 118), der eine schwere Läsion des temporalen Knies hatte, zeigte keine Alteration im entsprechenden Geniculatum externum.

Die Radiatio optica wird im Bereiche des Temporallappens durch zwei Faserschichten vom Ventrikel getrennt. Die an die Sehstrahlung grenzende Schicht wird durch den temporalen Stiel des Thalamus und das TÜRCKsche Bündel, die innerste subependymäre durch die Fasern des Balkens gebildet. Die Fasern der Radiatio optica ordnen sich in antero-posteriorer Richtung an und ziehen nach dem Occipitallappen; sie verlaufen stets in einer bestimmten Entfernung von der Wand des Ventrikels, einen Teil seines Daches und seiner Seitenwand bildend. Sobald sie an den Carrefour des Ventrikels gelangen, beschränken sie

sich auf die ventrale Hälfte der Lateralwand des Ventrikels (Abb. 94, 97, 98).
Oberhalb und den übrigen Teil der Carrefourwand bildend, befinden sich die
thalamo-occipitalen Fasern (Abb. 97, 98). Auf der Höhe des Carrefours wird
die Ventrikelwand, oder besser Album centrale genannt, durch vier Schichten
gebildet, die von innen nach außen die folgenden sind:

1. Das Stratum sagittale von SACHS oder die Balkenfasern, die den Forceps
major, den Forceps minor und das Tapetum bilden (Abb. 103).

2. Das Stratum sagittale
internum von SACHS, durch
pulvino-occipitale occipitc-
thalamische, occipito-pontine
Bahnen, Fasern des TÜRCK-
schen Bündels und occipito-
occipitale Fasern gebildet
(Abb. 97, 98, 102, 103).

3. Die äußerste Schicht
entspricht dem Fasciculus
longitudinalis inferior von
BURDACH oder dem Stratum
sagittale externum von SACHS
oder der Sehmarklamelle von
PFEIFER. Dieses Stratum
setzen Faserbündel verschie-
denartiger Kategorie zu-
sammen:

A. In seiner ventralen Portion der Stabkranz des Hippocampus (Abb. 94, 95, 96, 97,
98, 102), der seine Identität
bis zum Boden des Carrefours,
mit größerer Genauigkeit bis
zur Einmündung des Hinter-
horns des Ventrikels in den
Carrefour beibehält. Wir
haben diese Formation in
geeigneten Fällen, sowohl an

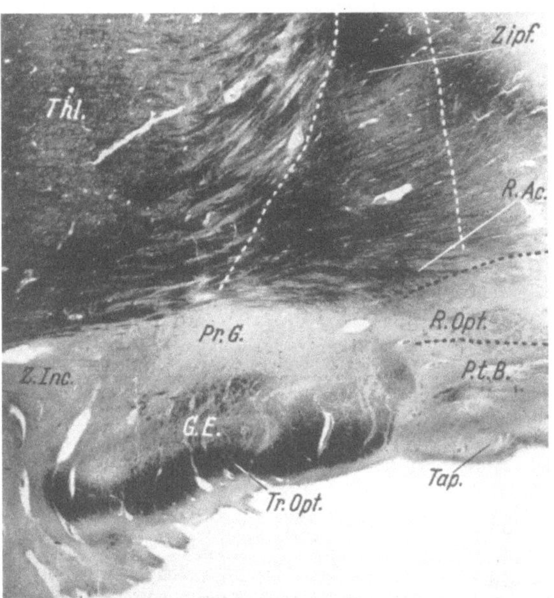

Abb. 100. Vertikalschnitt durch das frontale Drittel des linken
Geniculatum externum. Fall Nr. 38470; Präparat Nr. 3315; SPIEL-
MEYER-Färbung; Vergr. 7,4fach. Tractus opticus *Tr. Opt.* intakt;
Ganglienzellenschwund im Geniculatum externum und Prägeni-
culatum. Schwere Degeneration der Radiatio optica, viele Fett-
tropfen erkennbar. Das pulvino-temporale Bündel *P.t.B.* etwas
blaß. Der dorsale Teil des WERNICKEschen Feldes, der der „Zipfel-
mütze" nach PFEIFER entspricht und das thalamo-occipitale
Bündel, unverändert. *Thl.* Thalamus; *Zipf.* Zipfelmütze; *Z. Inc.*
Zona incerta; *Pr. G.* Prägeniculatum; *G. E.* Geniculatum externum;
Tap. Tapetum; *R. Ac.* Radiatio acustica; *R. Opt.* Radiatio optica.

Frontal- als auch an Horizontalschnitten studiert (Abb. 96, 102). Bei seiner
Endigung auf der Höhe des Carrefours des Ventrikels tritt dieses Bündel in das
Stratum sagittale internum ein, und die von ihm im Fasciculus longitudinalis
inferior eingenommene Stelle wird nunmehr von der Sehstrahlung besetzt
(Abb. 102). Durch die Verlagerung rückt die Radiatio optica ventralwärts,
um sich späterhin auf die Unterlippe der Calcarinarinde zu verteilen.

B. In seinem latero-ventralen Teil wird das Stratum sagittale externum
fast ausschließlich durch die Radiatio optica gebildet (Abb. 94, 102).

C. In seinem latero-medialen, durch die thalamo-occipitale Bahn (Abb. 95,
97, 98), die zahlreiche pulvino-occipitale Fasern enthält; diese Bahn dehnt sich
in fast antero-posteriorer Richtung vom Thalamus bis zum Occipitallappen aus
und entspricht dem dorsalen Saum der Sehmarklamelle von PFEIFER. Ihre

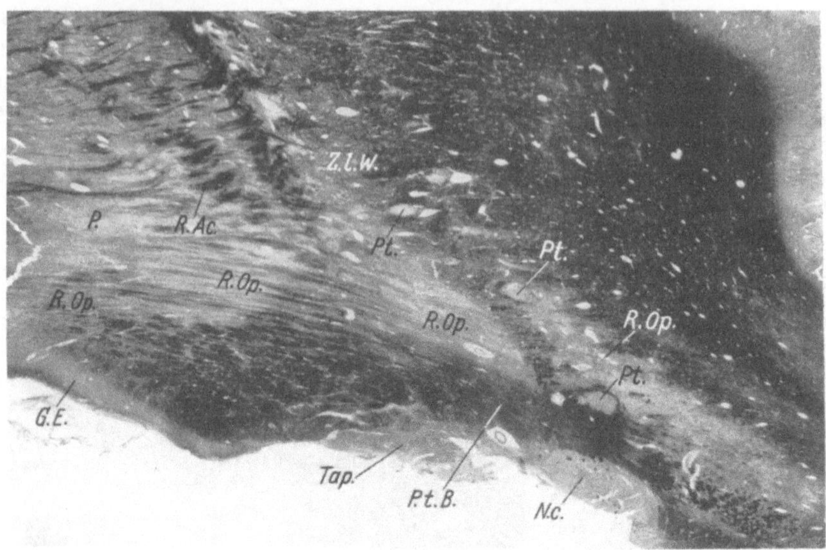

Abb. 101. Caudaler Pol des linken Geniculatum externum. Fall Nr. 38470; Präparat Nr. 3350; Vergr. 5,8fach; SPIELMEYER-Färbung. Die Radiatio optica *(R. Op.)* zieht wie eine horizontale Lamelle transversal zum Temporallappen. In dieser Region sind im Scharlachrotpräparat viele Fetttropfen zu erkennen. Die normalen Faserbündel unterhalb der Radiatio optica entsprechen dem pulvino-temporalen Bündel und dem Tapetum. Der dorsale Teil des WERNICKEschen Feldes *(Z.l.W.)* zeigt keine Veränderung (keine Fetttropfen). *P.* Pulvinar; *R. Ac.* Radiatio acustica; *Pt.* Putamen; *G. E.* Geniculatum externum; *Tap.* Tapetum; *P. t. B.* pulvino-temporales Bündel; *N. c.* Nucleus caudatus.

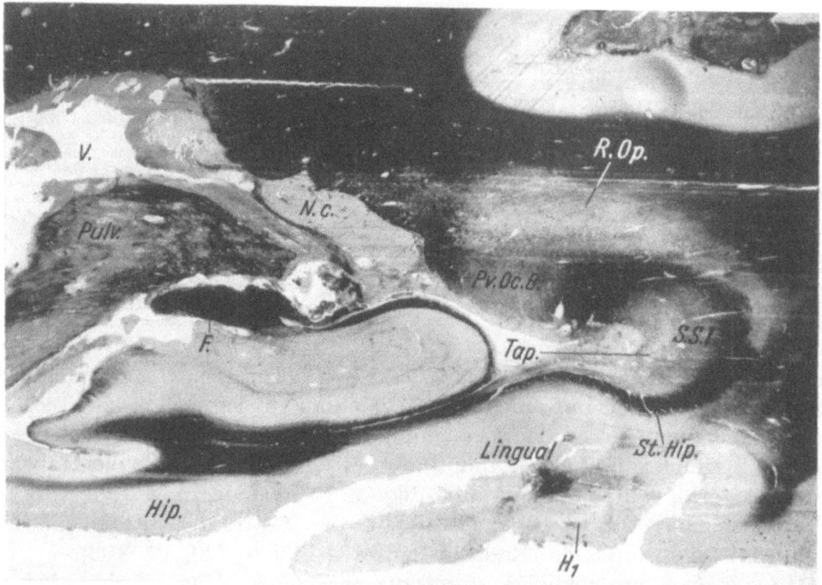

Abb. 102. Vertikalschnitt des linken Occipitallappens durch den Carrefour des Ventrikels. Fall Nr. 38470; WEIGERT-PAL-Färbung; Vergr. 4,1fach. Die Degeneration ist auf die Radiatio optica beschränkt. Stabkranz des Hippocampus *(St. Hip.)* erhalten. Tapetum *(Tap.)* etwas degeneriert; pulvino-occipitale Bahn etwas blaß. Im Lob. lingual. kleiner Degenerationsherd H_1; *S. S. I.* Stratum sagittale internum; *V.* Ventrikel; *F.* Fimbria; *Pulv.* Pulvinar; *N. c.* Nucleus caudatus; *Hip.* Hippocampus.

Existenz ist unbestreitbar, wie aus dem Studium unseres Falles (Abb. 95) und jenes, bei dem ein Tumor den Thalamus und das Pulvinar bei Unversehrheit des Geniculatum externum zerstörte, ersichtlich ist.

D. Der dorsalste Teil jedoch, der bereits an den Stabkranz des Parietallappens reicht, wird durch ein vertikales Faserbündel gebildet (Abb. 94, 98), das den

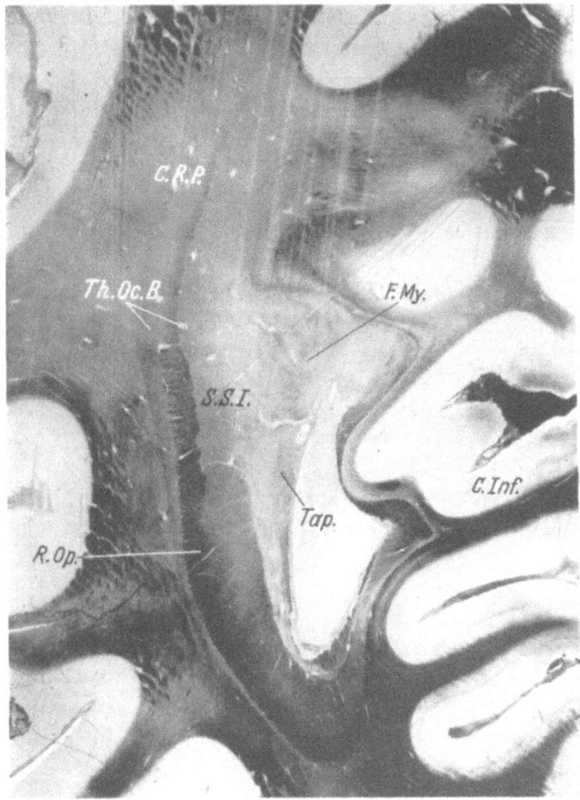

Abb. 103. Vertikalschnitt durch den rechten Occipitallappen, caudal vom Carrefour. Fall Nr. 38470; WEIGERT-PAL-Färbung; Vergr. 2,8fach. Degeneration des Forceps major (*F. My.*), Tapetum (*Tap.*) und Forceps minor. Corona radiata parietalis (*C. R. P.*) bläß. Unverändert thalamo-occipitale Bahn (*Th. Oc. B.*), Radiatio optica (*R. Op.*), Stabkranz des Hippocampus und Album gyrorum der unteren Windungen des Occipitallappens. *S. S. I.* Stratum sagittale internum; *C. Inf.* untere Calcarinalippe.

1. Parietallappen mit der 1. Temporalwindung verbindet. Im dorsalsten Teil, der an den Stabkranz des Parietallappens grenzt, findet man zahlreiche Fasern des Tapetum und des Forceps major.

Je mehr sich der Fasciculus longitudinalis inferior der Spitze des Occipitallappens nähert, desto mehr erschöpfen sich die ihn bildenden Systeme, und das Stratum sagittale externum wird nunmehr lediglich durch die Radiatio optica dargestellt.

Nach PFEIFERs Annahme finden die den dorsalen Saum der Sehmarklamelle bildenden Fasern ihr Ende im caudalen Abschnitt der unteren Calcarinarinde. Wir konnten in PFEIFERs Arbeit keine objektive Unterlage zur Bestätigung dieser Annahme finden. Außer den Einwendungen patho-physiologischer Art

sprechen auch die pathologisch-anatomischen Tatsachen, die in Fällen mit ab-
gegrenzten Degenerationsherden der Radiatio optica (Abb 98) erhoben worden
sind, gegen diese Meinung. Wenn Pfeifers Auffassung richtig wäre, so müßte
sich ein im dorsalen Saum der Sehmarklamelle befindlicher Degenerationsherd
in aufeinanderfolgenden Serienschnitten, innerhalb des Stratum sagittale externum verlagern, bis er die Unterlippe der Calcarina erreicht. Dies ist jedoch
nicht der Fall. Die Untersuchung an Serienschnitten zeigte, daß ein ventraler
Herd (Abb. 98, H₂) auf dem ganzen Verlauf der Radiatio optica ventral bleibt,
desgleichen der dorsale (Abb. 98, H₁).

In Übereinstimmung mit Putnam konnten wir feststellen, daß die Degeneration in horizontaler Ebene fortschreitet, ohne daß die degenerierten Fasern

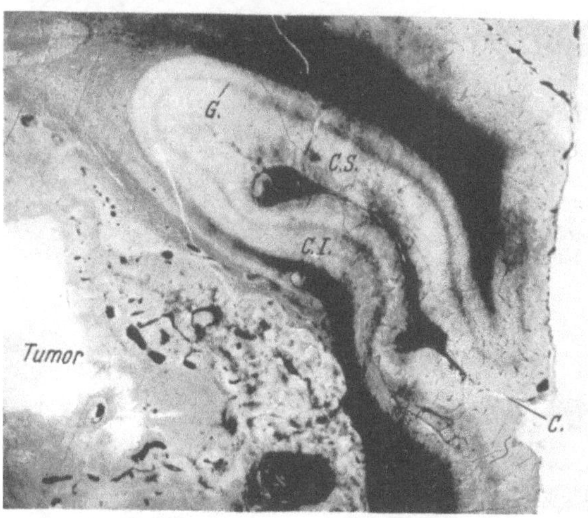

Abb. 104. Vertikalschnitt durch den linken Occipitallappen. Fall Nr. 33855; Präparat Nr. 78; Weigert-Pal-
Färbung; Vergr. 4,8fach. Der Tumor dieses Lappens unterbricht vollständig die Radiatio optica und alle
afferenten und efferenten Bahnen des Occipitallappens. C. Fissura calcarina; C. S. obere Calcarinalippe;
C. I. untere Lippe; G. Gennarischer Streifen. Trotz totaler Unterbrechung der Radiatio optica kann man
die Färbung des Gennarischen Streifens erkennen.

den in Pfeifers Schema gezeigten Wirbel beschreiben. Außerdem ließ obengenannter Autor außer acht, daß seine Zeichnung, vorausgesetzt sie wäre exakt,
eine große Verwirrung in der klinischen Lokalisation der Läsionen des Occipitallappens hervorrufen würde. Demnach würde die Oberlippe der Calcarinarinde
und die weiße Substanz des Cuneus der oberen Retinahälfte entsprechen, während
der Lobulus lingualis dem Halbmond und dem oberen Abschnitt des Gesichtsfeldes entspräche. Nach Pfeifers Ansicht steht der orale Teil der oberen
Calcarinalippe mit seiner zugehörigen weißen Substanz zur unteren Retinahälfte
und der caudale Teil der oberen Calcarinalippe zur oberen Retina in Beziehung.
Diese Auffassung verliert jedoch durch frühere klinisch-anatomische Untersuchungen ihren Wert. Die dorsalsten Fasern der Radiatio optica umgeben die
obere Ventrikelwand und verteilen sich in der oberen Calcarinalippe, während
sich die ventralen auf der Unterlippe dieser Fissur verteilen; die lateralen Fasern
dagegen ziehen bis zur Spitze des Occipitallappens. Ob es sich bei diesen Fasern
um maculäre handelt, haben wir noch nicht feststellen können. Das Problem

der Lokalisation der Macula in der Spitze des Occipitallappens, wie wir in früheren Untersuchungen zeigten (BALADO u. MALBRAN), ist noch unentschieden. Die Macula muß notwendigerweise ein ausgedehntes Endgebiet im Occipitallappen haben. Bei unserem klinisch-anatomischen Fall fehlte das maculäre Feld bei fast totaler Unversehrheit des Tractus opticus, eine Tatsache, die nur durch die starke Läsion des Geniculatum externum zu erklären ist. In unserem Fall handelte es sich um eine retrograde Degeneration des Kniehöckers; würde man die Theorie der Doppelversorgung der Macula annehmen, so wäre es schwierig zu erklären, warum die Zellen, deren Achsenzylinder im normalen Occipitallappen endigt, ebenfalls degenerierten.

Es wird angenommen, daß der GENNARISche Streifen größtenteils oder fast ausschließlich durch Fasern der Radiatio optica gebildet wird. In einem Fall (33855) von umfangreichem Tumor des Occipitallappens in dem nur ein Teil der Spitze dieses Lappens mit Area striata verschont blieb, waren teilweise Fasern des GENNARISchen Streifens erhalten, so daß wir annehmen müssen, daß an der Bildung dieses Streifens Fasern der benachbarten Windungen teilnehmen (Abb. 104).

Schlußfolgerungen.

1. Die Radiatio optica des Menschen verläuft in fast direkter Richtung vom Geniculatum externum bis zur Calcarina und zum Pol des Occipitallappens.

2. Die horizontale Einteilung der Radiatio optica wird sowohl durch klinische Tatsachen als auch durch die Degeneration dieser Bahn in Sektoren bestätigt.

3. Der dorsale Teil der Radiatio optica entspringt in den vorderen drei Vierteln der internen Mitte des Geniculatum externum.

4. Das Vorhandensein des „temporalen Knies" der Radiatio optica und der „Zipfelmütze" nach PFEIFER ist vom funktionell-anatomischen Standpunkt aus noch nicht näher festgestellt.

5. Das Vorkommen des Fasciculus cruciatus ist heute noch hypothetisch.

Schrifttum.

BALADO: Lecciones de Neurologia. Buenos-Aires 1932. — BALADO, ADROGUÉ y FRANKE: Contribucion al estudio de las hemianopsias en cuadrante. Bol. Inst. Clin. quir. Univ. Buenos Aires 1928. — BALADO y MALBRAN: Sobre la localizacion de la macula en el hombre. Accion Medica **2**, No 8 (1932). — BEST: Hemianopsie und Seelenblindheit bei Hirnverletzungen. Arch. d'Ophtalm. **93**, 49 (1917). — BORDA: Cortes trasversales seriados de un hemisferio cerebral. Buenos Aires 1931. — BROUWER: Über die Sehstrahlung des Menschen. Mschr. Psychol. u. Neur. **41**, 129 (1917).

CAJAL: Sistema nervioso del hombre y de los vertebrados. — CUSHING: Distortions of the visual field in cases of brain tumor, VI. Brain **44**, 4 (1922).

DÉJÉRINE: Anatomie du systeme nerveux.

FLECHSIG: Gehirn und Seele. Leipzig 1894.

HENSCHEN: Beiträge zur Pathologie des Gehirns. Upsala 1890—1892. — HILPERT: Der Mandelkern des Menschen. J. Psychol. u. Neur. **36** (1928). — HINRICH: Über eine durch Balken und Fornixmangel ausgezeichnete Gehirnmißbildung. Hirnpathologische Beiträge. Budapest 1930. — HUN: Amer. J. med. Sci. **1867**, Nr 185, 140.

JAKOB: Über die Ubiquität der senso-motorischen Doppelfunktion der Hirnrinde usw. Münch. med. Wschr. **1912 I**.

LENZ: Zur Pathologie der cerebralen Sehbahn unter besonderer Berücksichtigung usw. Arch. d'Ophtalm. **72**, 1, 197 (1909). — Die hirnlokalisatorische Bedeutung der Makulaaussparung im hemianopischen Gesichtsfeld. Klin. Mbl. Augenheilk. **53** (1914).

Meyer: Siehe Cushing u. Pfeifer. — Monakow, v.: Gehirnpathologie, 1905.

Niessl v. Mayendorff: Über den Ursprung und Verlauf der basalen Züge des unteren Längsbündels. Arch. f. Psychiatr. **61**, 273 (1919).

Pfeifer: Myelogenetisch-anatomische Untersuchungen über die zentrale Sehbahn. Monographien Neur. **1926**. — Anatomie der zentralen Sehbahn. Kurzes Handbuch der Ophthalmologie. Berlin 1930. — Putnam: Studies on the central visual connections, III. Arch. of Neur. **16**, Nr 5 (1926). — Studies on the central visual connections, IV. Arch. of Neur. **16**, Nr 6 (1926).

Quensel: Erkrankungen der höheren optischen Zentren. Kurzes Handbuch der Ophthalmologie. Berlin 1931.

Rönne: Klin. Mbl. Augenheilk. **53**, 470 (1914); **63**, 358 (1919).

Traquair: Brit. med. J. **1922**.

Wilbrand u. Saenger: Wiesbaden 1917. — Winkler: Neurologie, 1918.

5. Radiatio cellularum gigantium.

Außer der geniculo-corticalen Bahn oder Radiatio optica besitzt das Geniculatum externum noch ein anderes efferentes System, das aus den Ganglien-

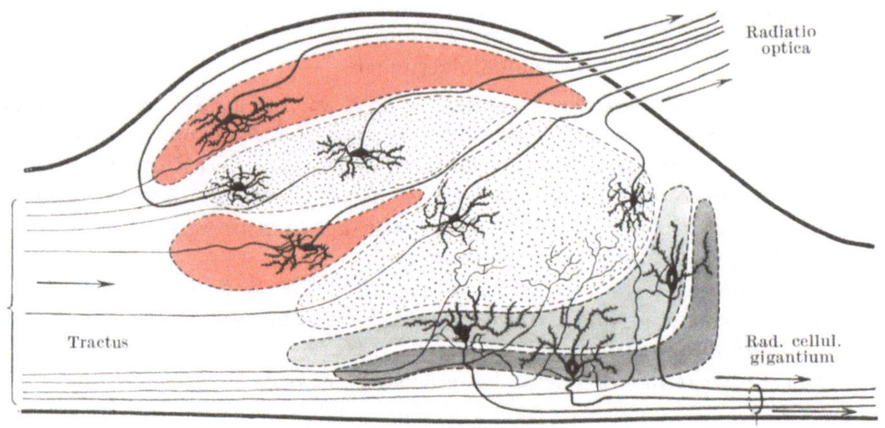

Abb. 105. Schema der afferenten und efferenten Bahnen des Geniculatum externum. Die Fasern des Tractus opticus, die in der homolateralen Retina (temporaler Teil) entspringen, endigen in den punktiert gezeichneten Schichten des Geniculatum, während die von der kontralateralen Retina (nasaler Teil) kommenden in den roten Schichten endigen. Viele dieser Fasern geben Kollateralen für die dorsale 5. (homolaterale) und ventrale 5. (kontralaterale) Schicht ab (grau gezeichnete Schichten). Die efferenten Systeme sind die Radiatio optica und die Radiatio cellularum gigantium; erstere fast ausschließlich durch die Achsenzylinder der Ganglienzellen der vier Schichten gebildet; die Radiatio cellular. gigant. durch die Achsenzylinder der Riesenzellen der dorsalen und ventralen 5. Schicht gebildet.

zellen der dorsalen und ventralen 5. Schicht entsteht. Dieses zentrifugale System ist von großer Bedeutung, da durch dasselbe mit Hilfe der Corpora quadrigemina anteriora und der Kerne des Oculomotorius die Reflexe optischen Ursprungs der Pupille zustande kommen.

Die Nervenfasern dieses Systems wurden lange Zeit mit den Tractusfasern verwechselt (Winkler usw.). Man glaubte, daß beim Menschen die Tractusfasern bis zum Pulvinar und zum vorderen Vierhügel ziehen. Schon im Kapitel über das afferente System zeigten wir, daß in Fällen mit starker und solchen mit totaler Degeneration des Tractus opticus keine Fetttröpfchen, die bis zum Pulvinar oder zu den vorderen Vierhügeln reichen, zu erkennen sind (Fall 13394, 34131, 31186, 37561). Der Ursprung dieses Irrtums ist leicht verständlich;

die Fasern, die dieses System zusammensetzen (Radiatio cellularum gigantium,
Abb. 105), sind mit den Tractusfasern vermischt, und sie konnten logischerweise

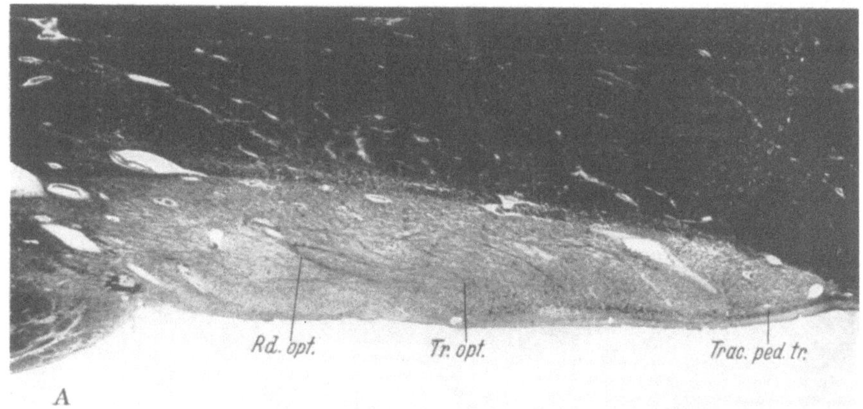

Abb. 106 *A*, *B* und *C*. Frontalschnitte des rechten Geniculatum externum.
Fall Nr. 31186; Präparat Nr. 4860, 4915, 4961; SPIELMEYER-Färbung; Vergr. 13fach.

Abb. 106 *A*. Eintritt des Tractus opticus in den frontalen Pol des Geniculatum; totaler Faserschwund dieses afferenten Systems, nur die oralsten Fasern der Radiatio optica (*Rd. opt.*) sind zu erkennen. Tractus peduncularis transversus intakt (*Trac. ped. tr.*).

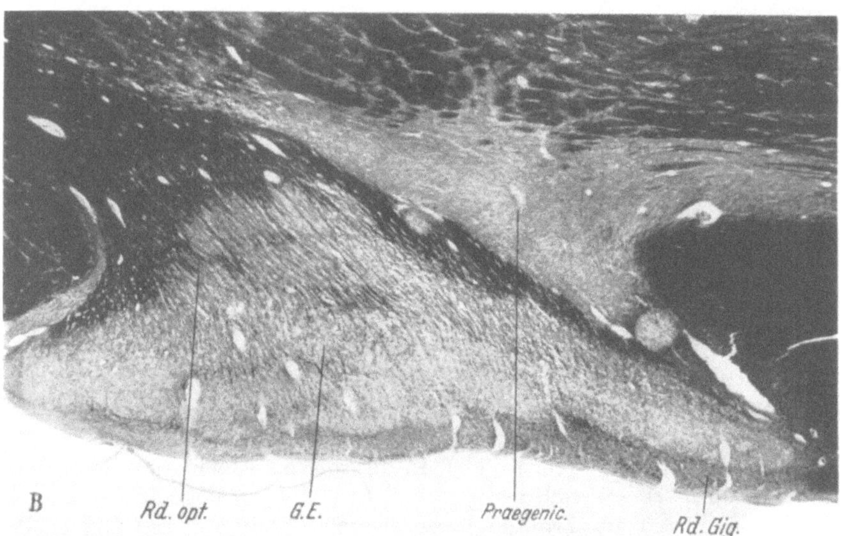

Abb. 106 *B*. Vorderes Drittel des Geniculatum. An der ventralen Fläche erscheinen einige Fasern, die sich am medialen Rande zu Bündeln gruppieren und die Radiatio cellularum gigantium (*Rd. Gig.*) bilden. Dieses System ist durch den totalen Faserschwund des Tractus leicht zu erkennen.

leicht als Verlängerungen letzterer Fasern angesehen werden. Jedoch degeneriert dieser Faserkomplex nicht, trotz völliger Zerstörung des Tractus opticus.

Die Achsenzylinder, die die Radiatio cellularum gigantium bilden und aus den Ganglienzellen der dorsalen und ventralen 5. Schicht entspringen (s. Abb. 29), ziehen abwärts bis zur 6. Schicht, dann in transversaler Richtung, und nehmen

den inneren Rand der ventralen Fläche des Geniculatum externum ein. An dieser
Stelle angekommen, ziehen sie caudalwärts, zu dichten Bündeln dicker Fasern
gruppiert; letztere werden durch neuen Faserzuzug immer stärker, bis sie die
Ecke zwischen dem Geniculatum externum und dem Geniculatum internum
einnehmen. Dieser Verlauf ist besonders beim Studium der Fälle 31186 und
69063 gut zu erkennen.   Beim Fall 31186 sind bei totalem Schwund der
Tractusfasern in der 6. Schicht die Fasern der Radiatio cellularum gigantium
erhalten.   Die Riesenzellen, aus denen diese Fasern entspringen, liegen in einer
etwas caudaleren Ebene, daher sind anfangs in der 6. Schicht keine Fasern vorzufinden (weder im SPIELMEYER- noch im BIELSCHOWSKY-Präparat, Abb. 106).

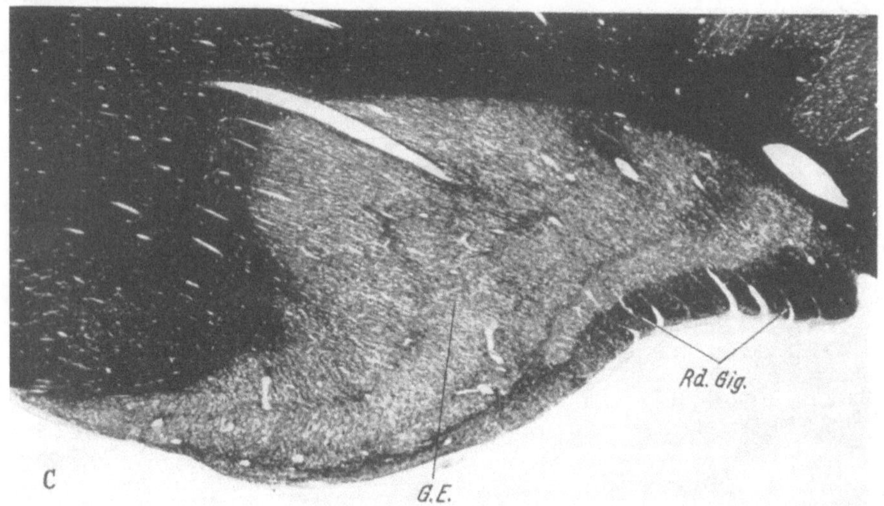

Abb. 106 C. Caudales Drittel des Geniculatum. Die Radiatio cellularum gigantium bedeckt die ventrale Fläche
des Geniculatum in Form dicker Faserbündel und nähert sich dem medialen Rande des Geniculatum.

In dem Maße, wie die Riesenzellen auftreten, beginnt auch die Radiatio
cellularum gigantium, die um so reicher an Fasern ist, je mehr sie sich dem
caudalen Pol nähert (Abb. 106, 107).   In einem Frontalschnitt hat die Radiatio
cellularum gigantium am caudalen Pol dreieckige Form; sie ist außerhalb des
Geniculatum internum und seiner Radiatio acustica unterhalb des Pulvinars
gelegen und ihre innere Grenze bildet die dorsale 5. Schicht des Geniculatum
externum (Abb. 107).   Wenn dieses Ganglion endigt, erscheint die Radiatio
cellularum gigantium im Frontalschnitt zwischen Pulvinar und Geniculatum
internum eingekeilt (Abb. 108).   An dieser Stelle beginnt diese Radiatio Faserbündel zum vorderen Vierhügel zu senden, die medialwärts an der hinteren
und externen Fläche des Geniculatum internum, dann an der unteren Fläche
des Pulvinars entlang ziehen, um schließlich in die mittleren Schichten des vorderen Vierhügels einzudringen (Abb. 109).   Auf der Höhe ihres Verlaufs bildet
die Radiatio cellularum gigantium die anatomische Formation, welche man
Brachium quadrigeminum superius nennt.   Im Fall 69063 bei Zerstörung der
Commissura posterior und des größten Teils der vorderen Vierhügel durch
Epiphysentumor fanden wir eine starke Gliose der Radiatio cellularum gigantium

und teilweisen Ganglienzellenschwund in der 5. Schicht. (63710 Zellen im rechten und 47860 Zellen im linken Geniculatum externum.)

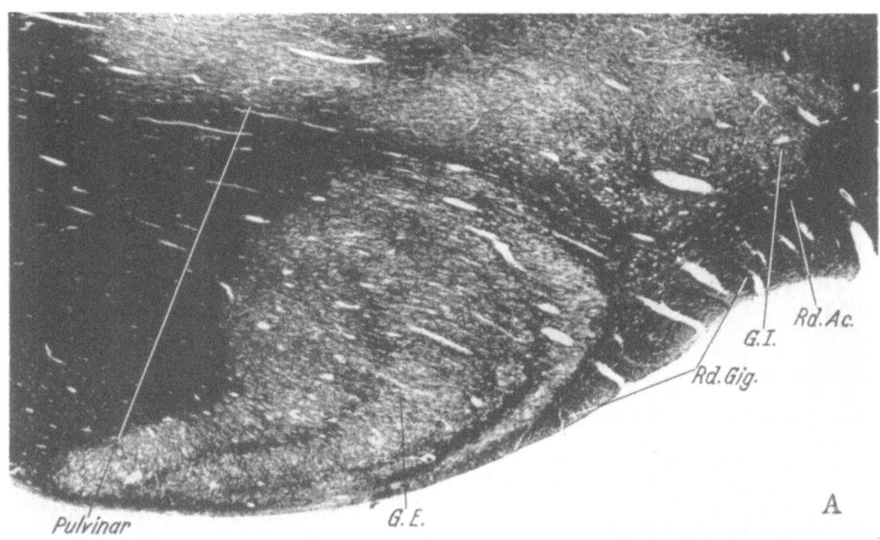

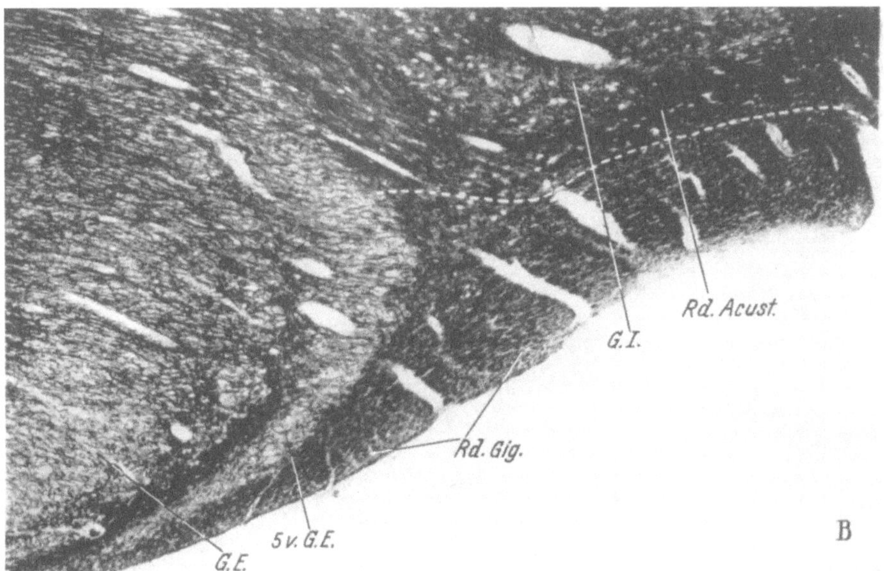

Abb. 107. Caudaler Pol des Geniculatum externum. Fall Nr. 31186; Präparat Nr. 5002; SPIELMEYER-Färbung: Vergr. 13- und 28 fach. Oberhalb des Geniculatum externum (*G. E.*) das Pulvinar, welches das Geniculatum externum vom Geniculatum internum (*G. I.*) trennt. Die Radiatio cellularum gigantium (*Rd. Gig.*), unterhalb der Radiatio acustica (*Rd. Ac.*), zieht zur ventralen Fläche des Geniculatum internum. *B* Stärkere Vergrößerung der Radiatio cellularum gigantium, die von Arterien durchkreuzt zur ventralen Fläche des Geniculatum internum zieht, unterhalb der Radiatio acustica, von der sie sich durch ihre antero-posteriore Richtung und ihre lockere Struktur unterscheidet.

Beim Eindringen dieser Fasern in den vorderen Vierhügel sind ihnen wahrscheinlich solche des Geniculatum internum und des Pulvinars beigemischt, da in Golgi-Präparaten zu erkennen ist, daß Achsenzylinder der Ganglienzellen dieser Hirnteile in die Radiatio cellularum gigantium eindringen.

Die Radiatio cellularum gigantium wurde fast immer mit verschiedenen Faserkomplexen verwechselt; z. B. mit den inneren Segmenten der Tractus-

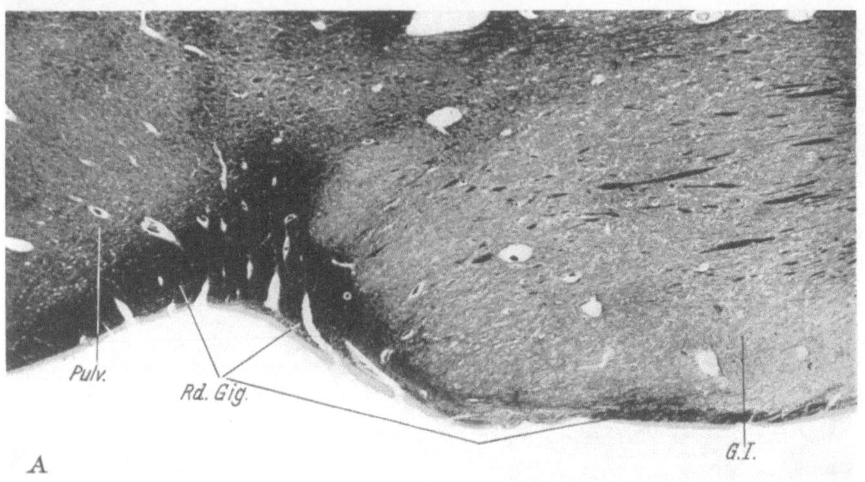

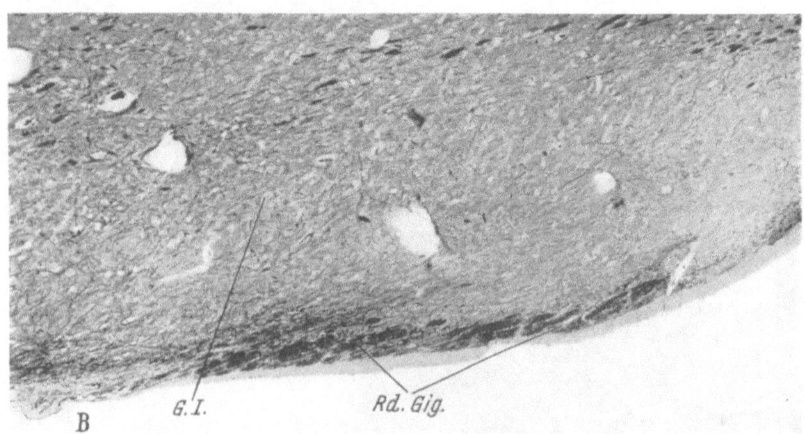

Abb. 108. Frontalschnitt durch Pulvinar, Geniculatum internum und Radiatio cellularum gigantium. Fall Nr. 31186; Präparat Nr. 5026; Spielmeyer-Färbung; Vergr. 13- und 28fach. *A* Einige Faserbündel der Radiatio cellularum gigantium verlaufen getrennt von den übrigen, wie in *B* bei stärkerer Vergrößerung gezeigt ist. *B* Ventrale Fläche des Geniculatum internum.

fasern, mit Fasern der Radiatio acustica, mit Fasern der lateralen Schleife, mit thalamo-occipitalen Fasern, mit geniculo-corticalen und cortico-quadrigeminalen Fasern usw.

Wir werden nicht weiter auf den Unterschied zwischen den Tractusfasern und denen der Radiatio cellularum gigantium eingehen. Der Faserschwund der ersteren und das Auftreten der letzteren in den Fällen 13394, 34131, 31186, 37561 beweist uns ihre Unabhängigkeit.

Im Fall 49057 bei schwerer Läsion der Radiatio acustica konnten wir keine Veränderung der Radiatio cellularum gigantium feststellen.

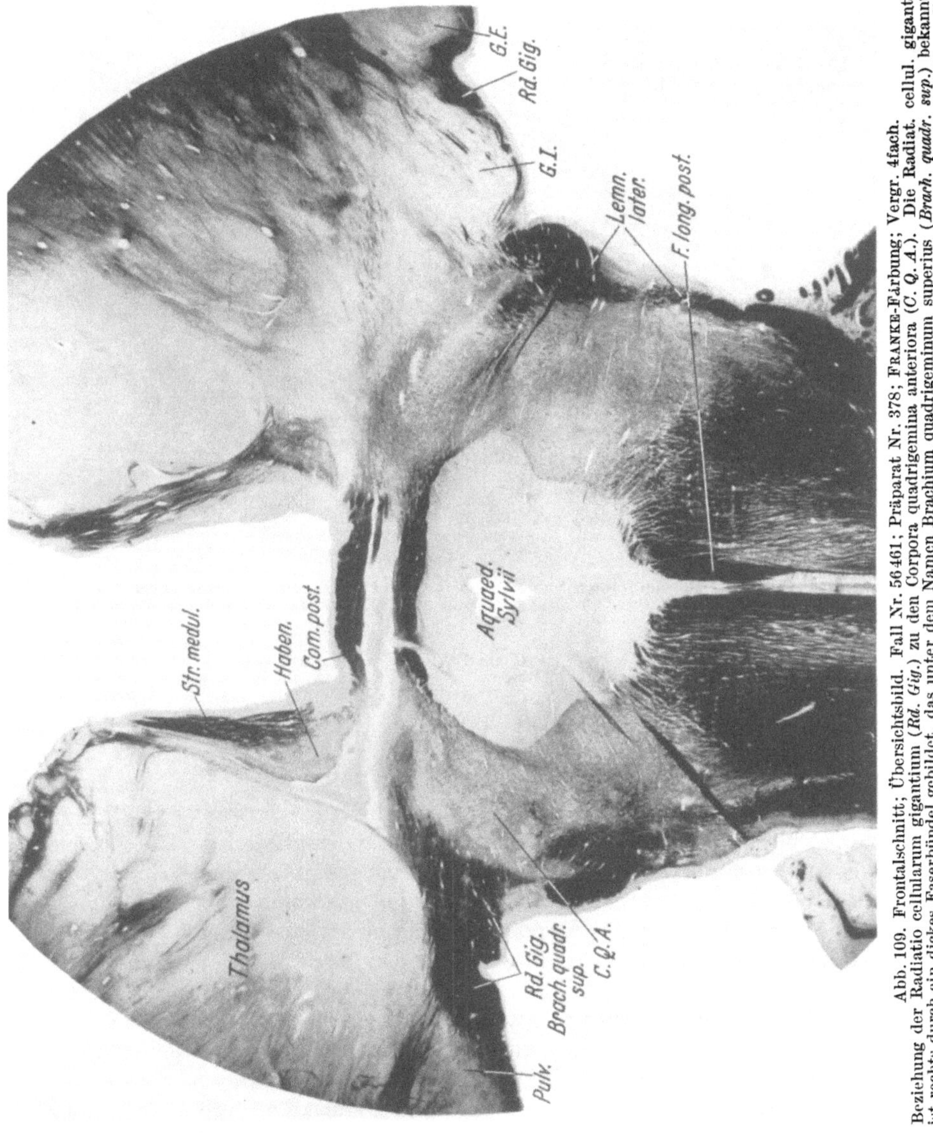

Abb. 109. Frontalschnitt; Übersichtsbild. Fall Nr. 56461; Präparat Nr. 378; FRANKE-Färbung; Vergr. 4fach. Beziehung der Radiatio cellularum gigantium (*Rd. Gig.*) zu den Corpora quadrigemina anteriora (*C. Q. A.*). Die Radiat. cellul. gigant. ist rechts durch ein dickes Faserbündel gebildet, das unter dem Namen Brachium quadrigeminum superius (*Brach. quadr. sup.*) bekannt ist und in der Masse des Corpus quadrigeminum anterius endigt. Links umgeben die Faserbündel der Radiatio cellularum gigantium die ventrale Fläche des Geniculatum internum (*G. I.*). *Pulv.* Pulvinar; *Str. medul.* Stria medullaris; *Haben.* Ganglion habenulae; *Com. post.* Commissura posterior; *Lemn. later.* Lemniscus lateralis.

Eine Verwechslung mit thalamo-occipitalen und geniculo-corticalen Fasern ist nicht möglich, da trotz schwerer Läsion dieser Systeme die Fasern der Radiatio cellularum gigantium intakt blieben (Fall 49057, 38470, Abb. 110).

In einem Fall schwerer Läsion des Occipitallappens, in dem die angenommene Verbindung zwischen den vorderen Vierhügeln und diesem Hirnlappen unterbrochen sein müßte, sowohl in zentripetalem als auch zentrifugalem Sinne, ist

die Radiatio cellularum gigantium gut erhalten (Fall 33855). Auf die Endigung
dieser Bahn im vorderen Vierhügel gehen wir nicht weiter ein, glauben jedoch,
daß sie sich in der bis heute den Tractusfasern zuerteilten Form vollzieht.

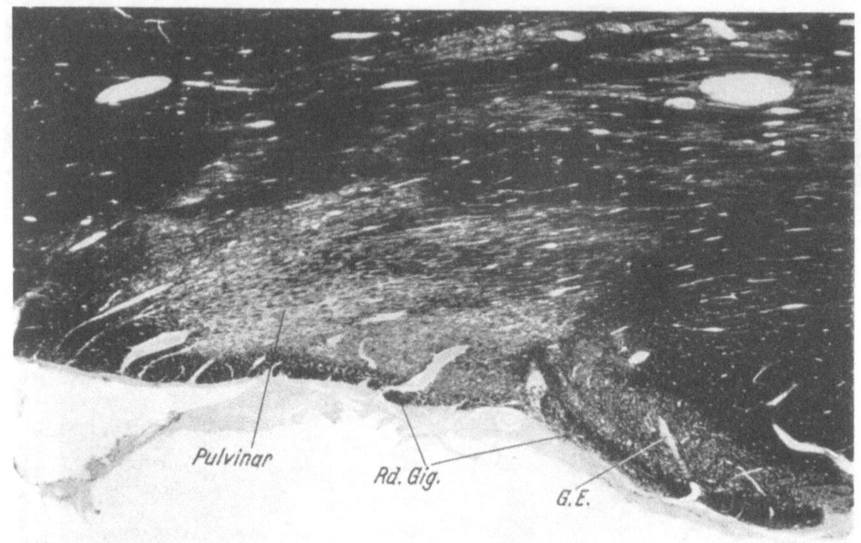

Abb. 110. Caudaler Pol des Geniculatum externum. Fall Nr. 38470; Präparat Nr. 534; SPIELMEYER-Färbung:
Vergr. 13fach. Persistenz der Radiatio cellularum gigantium nach schwerer Zerstörung der Radiatio optica.

Schrifttum.

WINKLER: Neurologie, 1918.

VIII. Gefäßversorgung.

Das Geniculatum externum wird von zwei wichtigen Arterien versorgt: von
der Arteria chorioidea anterior und der Arteria cerebri posterior. Die Arteria
chorioidea anterior, aus der Arteria Sylvii, genauer gesagt aus dem Winkel, den
jene mit der Arteria communicans anterior bildet, stammend, verläuft caudalwärts, annähernd dem inneren Rand des Tractus opticus folgend. Während
dieses Verlaufes gibt sie einige Stämmchen für den Tractus opticus und für die
Substantia innominata REICHERT ab. An der unteren oder ventralen Fläche
des Geniculatum externum angelangt, gibt sie mehrere Ästchen ab, die fast
ohne Aufteilung und nach gewundenem Verlauf am Hilus in das Geniculatum
externum eindringen. Während ihres Verlaufes an der unteren Fläche des
Geniculatum externum ist die Arteria chorioidea anterior durch Venen und
Arterienstämmchen von der Nervensubstanz getrennt. Außer einer tertiären
Abzweigung, die in den frontalen Pol des Geniculatum externum eindringt,
versorgt die Arteria chorioidea anterior dieses Organ mittels drei dicker
sekundärer Stämmchen: der Arteria geniculata externa, media und interna
(Abb. 111).

Der erste Ast stammt aus der dorsalen Fläche der Arteria chorioidea anterior;
in einem Teil seines Verlaufes liegt er zwischen letzterer und der ventralen Fläche

des Geniculatum externum. Er gibt tertiäre Stämmchen ab, die nach gewundenem Verlauf, der ventralen Fläche des Geniculatum externum anhaftend, in die Masse dieses Ganglion in vertikaler Richtung eindringen; sie bilden die mittellangen und kurzen Arterien (Abb. 112).

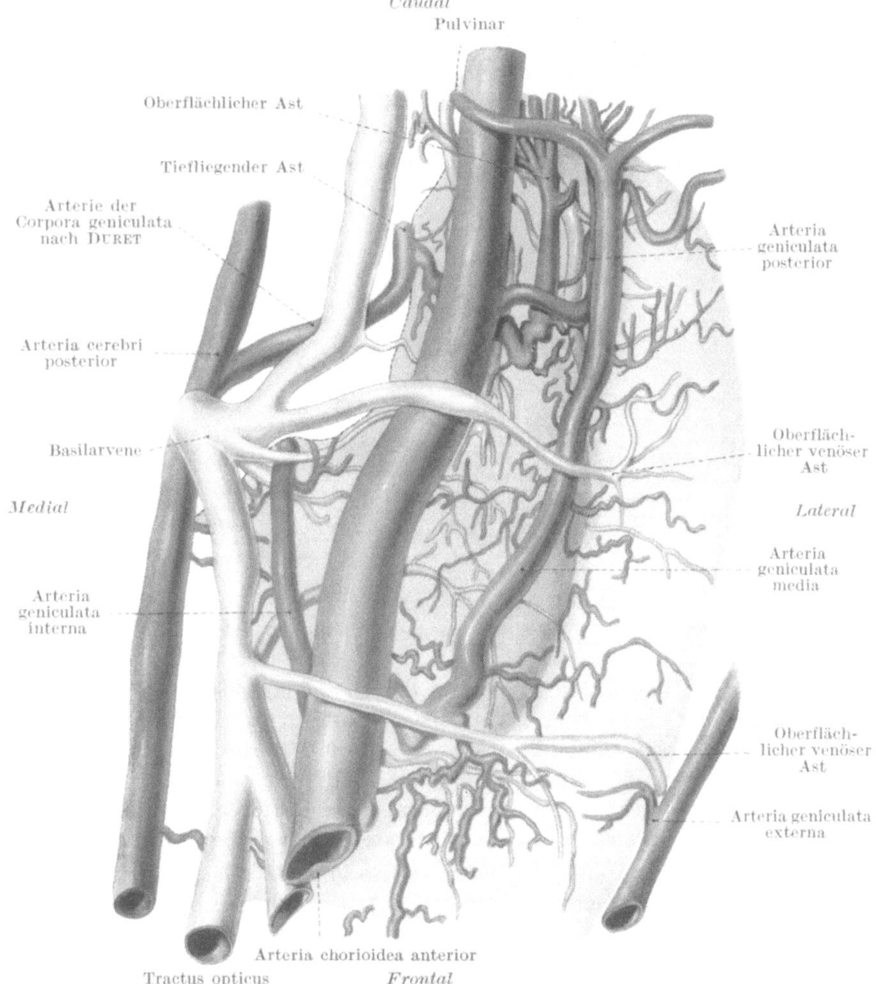

Abb. 111. Ventrale Fläche des Geniculatum externum mit den Blutgefäßen, die es versorgen. Diese Abbildung erhielten wir durch das Studium der Serienschnitte zweier Geniculata, mit der RIO-HORTEGA-Methode für Blutgefäße gefärbt. Fall Nr. 56461; Frontalschnitte. Den wichtigsten arteriellen Stamm bildet die Arteria chorioidea anterior mit ihren vier Abzweigungen: Arteria geniculata externa, media, interna und posterior. Die Arterie der Geniculata von DURET mit ihrem tiefen und oberflächlichen Ast geht von der Arteria cerebri posterior aus. Der venöse Blutabfluß geschieht in die Basilarvene hinein durch tiefliegende und oberflächliche Äste.

Die Arteria geniculata interna zieht bis zum medialen Rand des Geniculatum externum (Grenze des caudalen Drittels mit den beiden frontalen), dringt durch die 1. Schicht in das Geniculatum externum ein und zieht bis zur inneren Kapsel; sie ist eine der langen Arterien (Abb. 112).

Zweitens gibt die Arteria chorioidea anterior einen wichtigen Ast ab, der zum Sporn des Geniculatum externum zieht, die Arteria geniculata media (Abb. 111). Am caudalen Teil des Geniculatum externum angelangt, dringen zahlreiche tertiäre Stämmchen dieser Arterie, nach vielen Windungen an der ventralen Fläche des Kniehöckers in vertikaler Richtung in dieses Organ ein. Manchmal gibt die Arteria chorioidea noch einen vierten sekundären Stamm ab, die Arteria geniculata posterior, die ebenfalls caudalwärts zieht (auf der zentralen Achse des Geniculatum externum gelegen), und auf ihrem Verlauf tertiäre Stämmchen abgibt, welche wie die anderen in das Geniculatum externum eindringen. Beide Arterien, die Arteria geniculata media und die Arteria geniculata posterior, versorgen außer dem Geniculatum externum auch noch das Pulvinar.

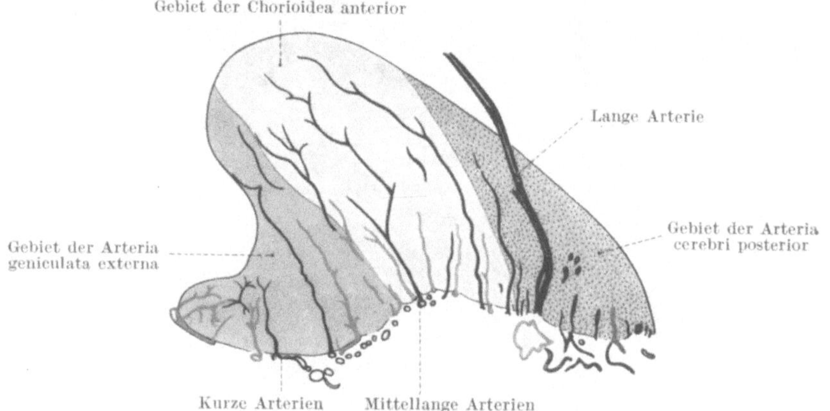

Abb. 112. Schema der arteriellen Versorgung im menschlichen Geniculatum externum.

Der frontalste Teil des lateralen Randes des Geniculatum externum erhält sein Blut aus einem Ast, der in sehr oralen Ebenen aus der Arteria chorioidea anterior entspringt, die Arteria geniculata externa. (Diese Arterie versorgt später einen Teil des Plexus chorioideus des sphenoidalen Ventrikels.) Jedoch ist in den zwei mittleren Dritteln ihres Verlaufes der Mangel an tertiären Arterienstämmchen zur Versorgung des Sporns des Geniculatum externum bemerkenswert (s. Abb. 111).

Ein sehr wichtiges Kontingent in der Versorgung des Geniculatum externum bilden die Arterienstämmchen, die aus der Arteria cerebri posterior stammen, nachdem sich diese in zwei Äste aufgeteilt hat, die Arteria temporalis posterior und die Arteria occipitalis. Von diesen beiden Arterien gehen mehrere Äste aus, der eine wurde von Duret „Arterie der Corpora geniculata" benannt; sie ist eine der langen Arterien und dringt vertikal in die Furche, welche beide Geniculata voneinander trennt, ein. Vor ihrem Eindringen gibt sie einen dicken, transversalen und oberflächlichen Ast ab (Abb. 111), der zwischen der Arteria chorioidea anterior und der ventralen Fläche des Geniculatum externum entlang zieht. Wenn diese Arterie, parallel zur Arteria geniculata media und posterior, die erstere erreicht, biegt sie nach hinten um, versorgt die ventrale Fläche des Geniculatum externum (mittlerer Teil des caudalen Viertels) und erschöpft sich dann an der Oberfläche des Pulvinars. Auf ihrem Verlauf an der Oberfläche des Geniculatum externum gehen von der Arterie der Corpora geniculata von Duret

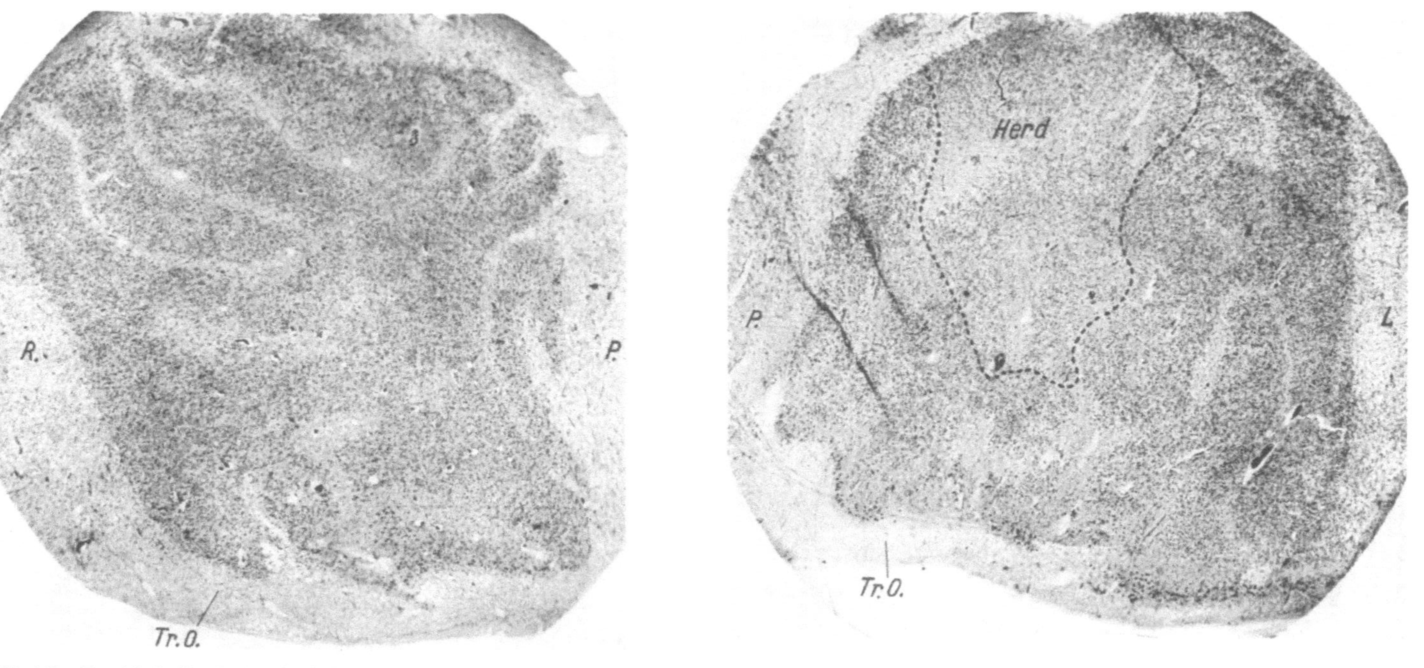

Abb. 113. Frontalschnitte beider Geniculata externa zwischen vorderem Drittel und Mitte derselben. Fall Nr. 60205; Nissl-Färbung; Präparat Nr. 9449 und 9357; Vergr. 13,6fach. Im linken Geniculatum externum (*L.*) ist mit punktierten Linien die degenerierte Region, Gebiet der Arteria geniculata media, eingeschlossen. *P.* Pes pedunculi; *Tr. O.* Tractus opticus.

zahlreiche, gewundene tertiäre Stämmchen aus, die vertikal in das Innere des Geniculatum externum eindringen.

Innerhalb des Ganglion teilen sich die Arterien in Gabel- oder Pinselform auf; dann entwickeln sie sich zu Präcapillaren und zuletzt zu Capillaren; diese sind sehr zahlreich und dicht gedrängt, einem Ganglion mit großer nervöser Tätigkeit, wie es das Geniculatum externum ist, entsprechend.

Die Capillaren endigen in den venösen Präcapillaren oder Postcapillaren (SEPP und PFEIFER); die Venenstämmchen sind dünn und für eine Arterie sind je zwei vorhanden. Die Venen sind ebenfalls vertikal und ziehen alle zur ventralen Fläche des Geniculatum externum, an der sie in ein reiches Venennetz münden, das zwischen der Nervensubstanz und den tertiären Arterienstämmchen gelegen ist (Abb. 111, 112). Dieses Venennetz geht in etwas größere Venen über, die zum medialen Rande des Geniculatum externum ziehen und in die große Basilarvene münden, die den Pes pedunculi umgibt (Abb. 111). Außer in dieses Venennetz erfolgt der venöse Blutabfluß noch in zwei große Venen hinein (Abb. 111), die das Blut vom Sporn des Geniculatum externum in die Basilarvene entleeren, und an der ventralen Fläche der Arterien entlang ziehen.

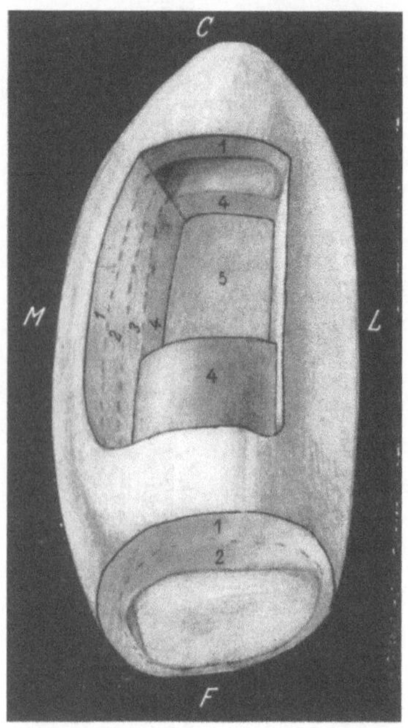

Abb. 114. Schema des linken Corpus geniculatum externum des Falles Nr. 60205. Das Ganglion ist von der dorsalen Fläche aus gesehen und zeigt annähernd die durch Zerstörung der A. geniculata media degenerierten Abschnitte seiner Schichten. *1, 2, 3, 4, 5* 1., 2., 3., 4. und 5. Schicht; *F* frontal; *M* medial; *L* lateral; *C* Caudal.

Arterielle Einteilung des Geniculatum externum.

Wie wir schon weiter oben als mit klinischanatomischen Studien übereinstimmend beschrieben haben, kann man das Geniculatum externum in drei Portionen teilen (Abb. 112): Eine zentrale wird direkt durch die Arteria chorioidea anterior (Arteria geniculata media und posterior) versorgt; eine vordere laterale wird von den oralsten Abzweigungen der Arteria chorioidea anterior versorgt (Arteria geniculata externa); eine mediale hintere Portion wird durch die Arterie der Corpora geniculata von DURET mit ihren zwei Ästen, dem tiefen und dem oberflächlichen versorgt.

Da diese Arterien terminale Blutgefäße sind, kann durch Verletzung derselben die Degeneration je eines Teiles des Geniculatum externum eintreten; dadurch können sichtbare Veränderungen hervorgerufen werden, über die wir schon im früheren Kapitel berichtet haben (Abb. 113, 114).

Auch die venöse Zirkulation zeigt eine gewisse Ordnung. Der Sporn entleert sein Blut in oberflächliche Venen, die verschiedenen Druckschwankungen ausgesetzt sind. Dies erklärt wahrscheinlich ihre leichte Schädigung bei kranialen Hypertensionen.

Nach Pfeifer ist die Angioarchitektonik des Geniculatum externum „ein naturgetreues Abbild der uns von diesen Gegenden auch sonst bekannten Struktureigenschaften". Das Studium von Serienschnitten der Blutversorgung des Geniculatum externum lehrt jedoch, daß die Verteilung der Gefäße nur eine sehr unbestimmte Ähnlichkeit mit dem Austritt der Radiatio optica besitzt (Abb. 112). Zweitens verursacht die Obstruktion der Blutgefäße gesetzmäßigen Ausfall nervöser Substanz, der keine Beziehungen zu den konzentrischen Schichten des Geniculatum externum zeigt (Abb. 113, 114).

Schrifttum.

Pfeifer: Grundlegende Untersuchungen für die Angioarchitektonik des menschlichen Gehirns. Berlin: Julius Springer 1930.

Sepp: Die Dynamik der Blutzirkulation im Gehirn. Berlin: Julius Springer 1928.

IX. Kasuistik.

I. *Fall 98* (Abb. 24, 32). Absceß des linken Temporallappens. Atrophie der linken Calcarinarinde, vasculärer Ursprung. Schwere Läsion des linken Geniculatum externum. Rechts: optisches System normal. Frontalschnitte.

II. *Fall 13394* (Abb. 87, 88, 89). Tumor der Epiphyse. Bilaterale Amaurosis. Atrophie nach Ödem beider Papillen. Atrophie und Degeneration beider Sehnerven, des

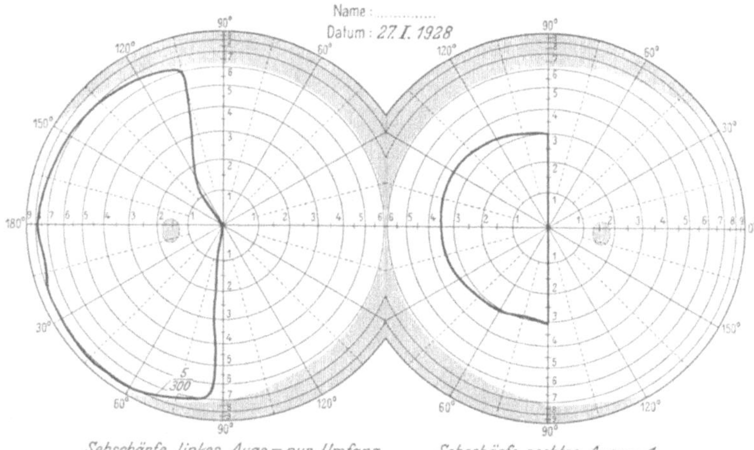

Abb. 115. Gesichtsfeld des Falles Nr. 32528. Rechtsseitige, homonyme Hemianopsie, die durch die Macula geht. Kontraktion des peripherischen Feldes in dem erhaltenen Abschnitt des rechten Auges.

Chiasma und der Tractus optici. Atrophie und Degeneration der inneren Mitte des Geniculatum externum durch Läsion der Radiatio optica (voluminöser, rechter, temporooccipitaler Hirnprolaps). Atrophie des linken Geniculatum externum. In beiden Geniculata sind die Riesenzellen und die Radiatio cellularum gigantium erhalten. Linke Radiatio optica ohne Alteration. Rechtes temporo-pontines Bündel degeneriert. Frontalschnitte.

III. *Fall 25991* (Abb. 39, 40). Posttraumatische Epilepsie. Augenhintergrund normal. Homonyme Hemianopsie im rechten, unteren Quadranten nach Läsion des vorderen Teils der linken, oberen Calcarinarinde (Ventrikelpunktion). Fettdegeneration der Hirnrinde in diesem Bezirke und dem entsprechendem Album gyrorum. Beide Sehnerven, Chiasma, Tractus optici und Geniculata externa normal. Frontalschnitte.

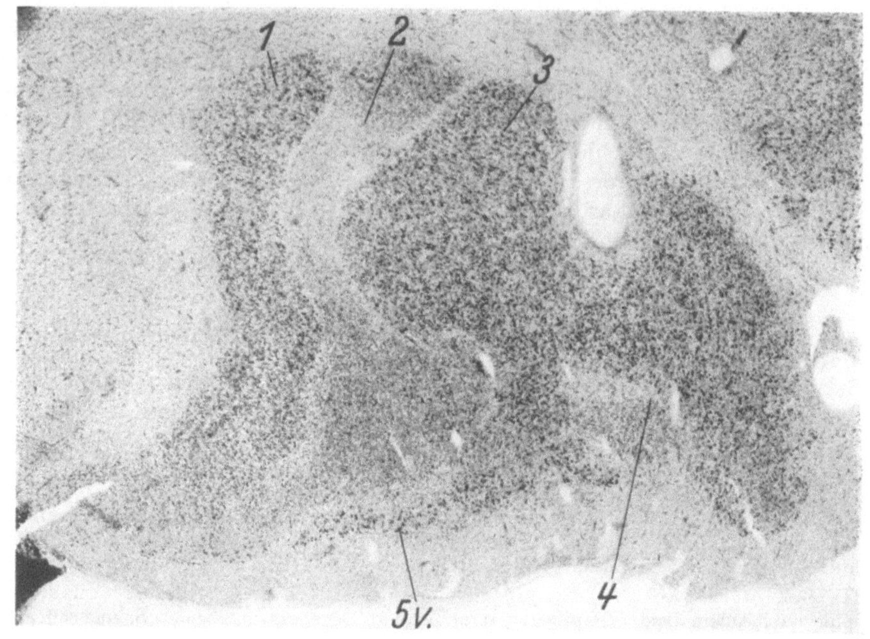

Abb. 116. Rechtes Corpus geniculatum externum nach der Exstirpation des rechten Augapfels. Fall Otopich; NISSL-Färbung; Präparat Nr. 3094; Vergr. 27fach. Ganglienzellen der 2., 4. und dorsalen 5. Schicht atrophiert.

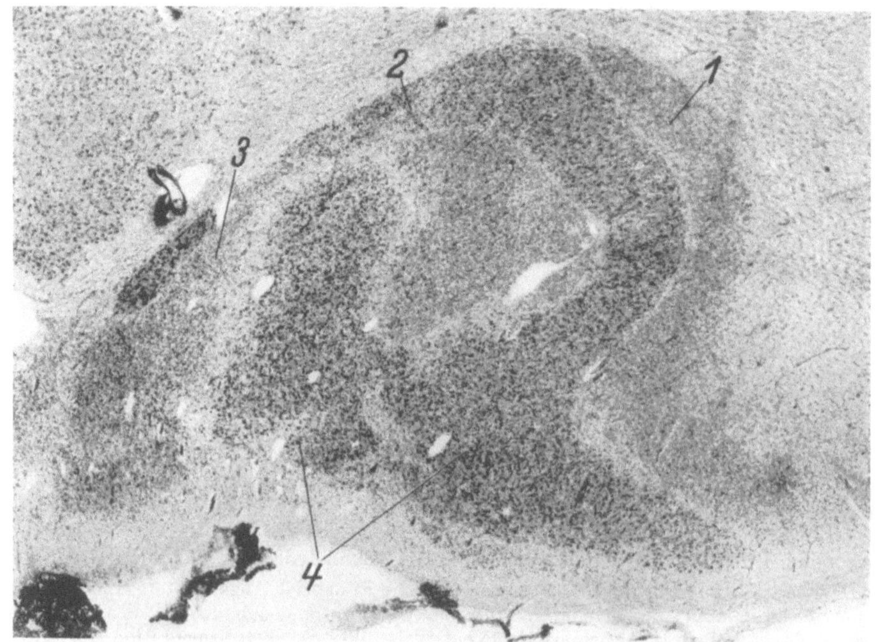

Abb. 117. Linkes Corpus geniculatum externum nach Exstirpation des rechten Augapfels. Fall Otopich; NISSL-Färbung; Präparat Nr. 2609; Vergr. 27fach. Ganglienzellen der 1., 3. und ventralen 5. Schicht atrophiert.

IV. *Fall 31186* (Abb. 106, 107, 108). Multiple Meningiome des Encephalon. Atrophie nach Ödem beider Papillen. Vierjährige Amaurosis. Totaler Markfaserschwund im Opticus, Chiasma, Tractus opticus und in der 6. Schicht des Geniculatum externum. Radiatio optica und Radiatio cellularum gigantium beiderseits erhalten. Atrophie beider Geniculata externa. Rechts Frontalschnitte; links Longitudinalschnitte.

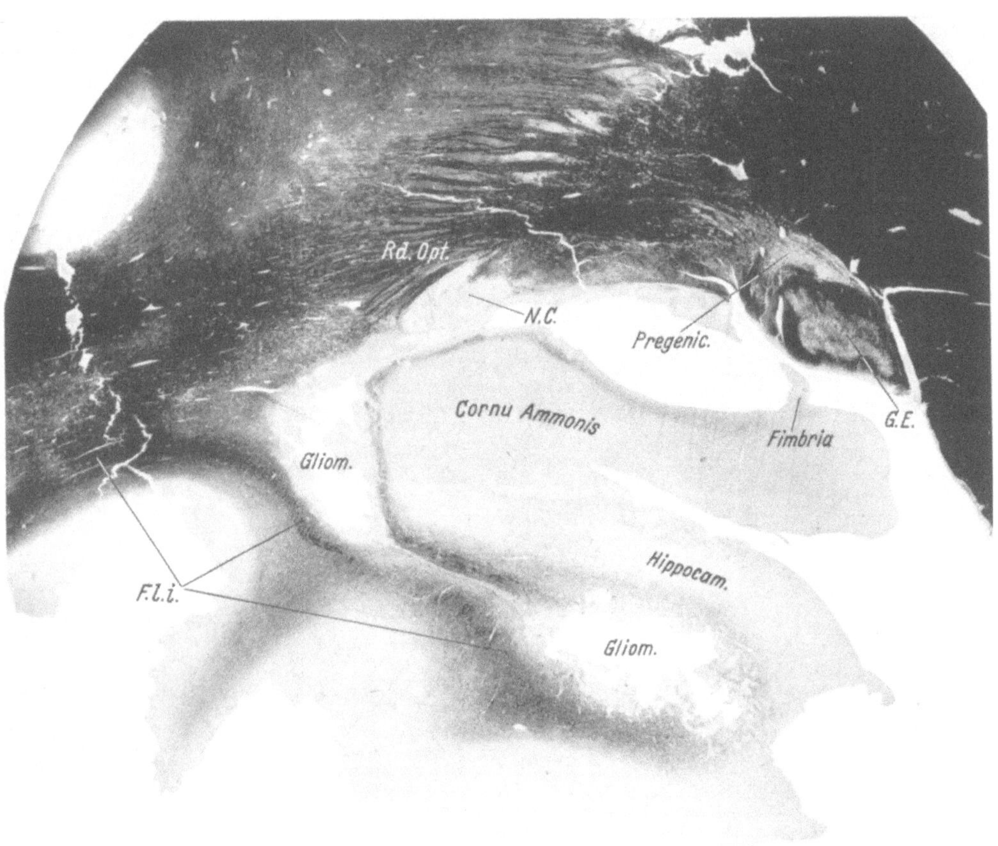

Abb. 118. Fall Nr. 49575; FRANKE-Färbung; Vergr. 4fach. Gliom der Spitze des rechten Temporallappens, welches das temporale Knie des Fasciculus longit. inf. und die Kavität des sphenoidalen Ventrikels zerstört. Trotz der schweren Läsion dieses Segmentes des Fasciculus longit. inf. waren die Ganglienzellen des Geniculatum externum intakt, wir konnten keine Läsion der Radiatio optica erkennen. *G. E.* Geniculatum externum; *N. C.* Nucleus caudatus; *F. l. i.* Fasciculus longitudinalis inferior; *Rd. Opt.* Radiatio optica. Der zerstörte Abschnitt des Fasciculus longit. inf. entspricht dem Stabkranz des Hippocampus.

V. *Fall 32528* (Abb. 91, 115). Gliom des linken Globus pallidus. Kompression des hinteren Randes des Chiasma und des linken Tractus opticus. Rechts homonyme Hemianopsie, die durch die Macula geht (s. Abb. 115). Ödem beider Papillen, Beginn von Atrophie. Degeneration des rechten, nasalen maculären Bündels und der rechten unteren temporalen Fasern. Diesen Bündeln entsprechende Atrophie in beiden Geniculata. Radiatio optica und Radiatio cellularum gigantium erhalten. Frontalschnitte.

VI. *Fall 33627* (Abb. 27, 28, 30, 31, 42, 43, 44, 45). Tuberculosis vertebralis und Compressio medullaris. Augenhintergrund und Gesichtsfeld normal. Optisches System normal. Frontalschnitte.

VII. *Fall 33855* (Abb. 46, 104). Voluminöses Spongioblastom im linken Occipitallappen. Rechte homonyme Hemianopsie mit Maculaaussparung? Atrophie nach Ödem beider Papillen. Fast totale Degeneration des Chiasma und beider Tractus optici. Schwere Degeneration des linken Geniculatum externum und Schwund fast aller Riesenzellen.

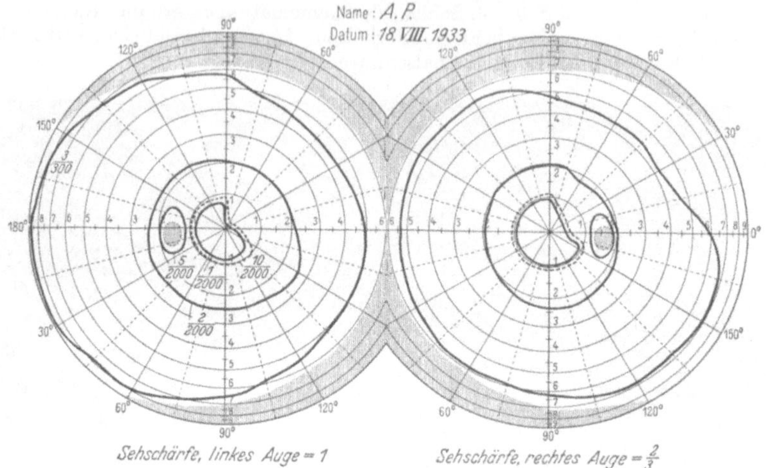

Abb. 119. Gesichtsfeld des Falles Nr. 58211, das gleichzeitig die inneren und äußeren Isopteren zeigt.

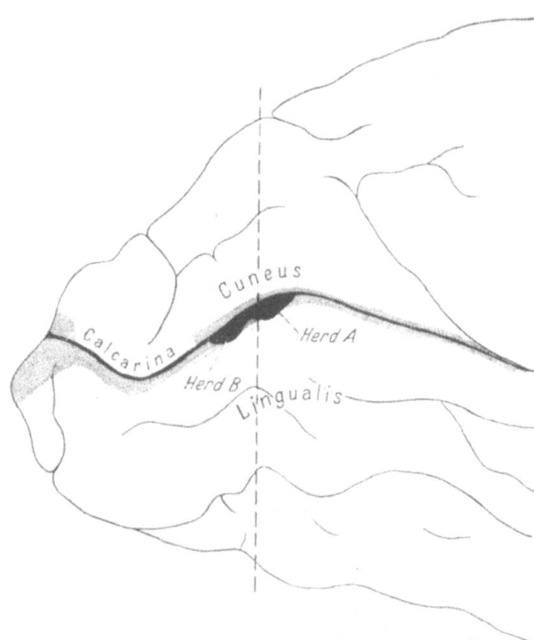

Abb. 120. Verlauf der Calcarinarinde, die Area striata an den Rändern dieser Fissur ist punktiert. Die vertikale Linie, die durch den Herd *A* und *B* geht, ist 32 mm von der Spitze des Occipitallappens entfernt. Dieser Abschnitt der Calcarinarinde mit den Herden *A* und *B* ist in Abb. 121 mit 10facher Vergrößerung gezeichnet.

Fetttropfen in der linken Radiatio cellularum gigantium. Rechts Riesenzellen erhalten, ebenso Radiatio cellularum gigantium. Schwere Läsion der linken Radiatio optica. Im caudalsten Teil des linken Occipitallappens ist der GENNARIsche Streifen erhalten. Frontalschnitte.

VIII. *Fall 34131.* Hydrocephalus durch Verschluß der Cisterna cerebello-medullaris. Amaurosis. Atrophie nach Ödem beider Papillen. Totale Degeneration des Chiasma und

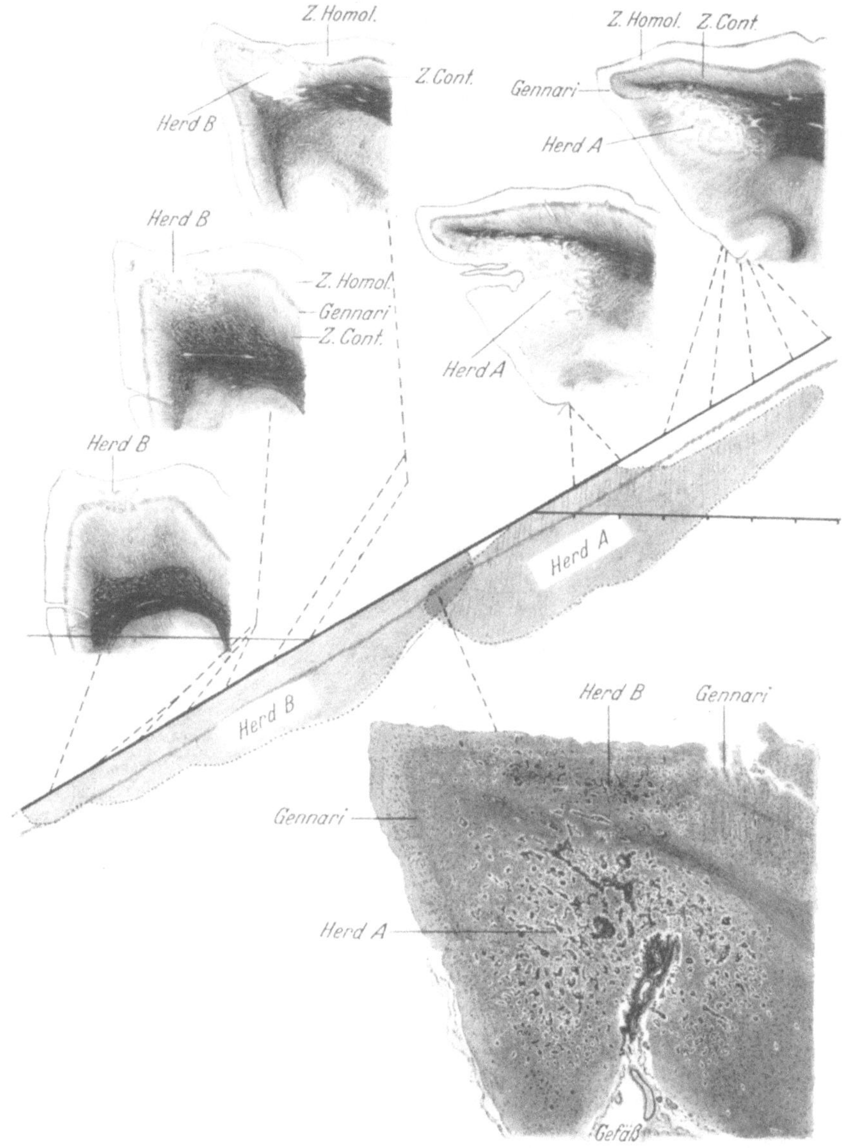

Abb. 121. Die schräge Linie, die diese Figur in oberen und unteren Abschnitt teilt, entspricht der Fissura calcarina. Die 5 Segmente der unteren Calcarinalippe sind nach der FRANKE-Methode gefärbt. Die 2 rechten Segmente entsprechen dem Herd *A*, die 3 linken dem Herd *B*. Vergrößerung dieser Frontalschnitte 4fach. Jedes dieser Segmente ist durch eine punktierte Linie mit dem entsprechenden Abschnitt der Calcarinarinde verbunden. Unten rechts ist ein Schnitt gezeigt, in dem gleichzeitig Herd *A* und *B* vorhanden war. Eisen-hämatoxylin-Eosinfärbung; Vergr. 12fach. In dieser Figur ist der Eintritt eines Blutgefäßes, von Tumor-elementen umgeben, zu erkennen, und wie sich die beiden Metastasen längs der divergenten vorderen und hinteren Äste des Blutgefäßes produziert haben.

beider Tractus optici. Atrophie beider Geniculata externa. Riesenzellen und Radiatio cellularum gigantium erhalten. Links Horizontalschnitte.

Balado u. Franke, Corpus geniculatum externum.

8

IX. *Fall 37561* (Abb. 82, 83, 84, 90). Voluminöses Meningiom der Ala parva des rechten Keilbeins. Rechts Atrophie der Papille, links Augenhintergrund normal. Amaurosis. Rechter Opticus: Faserschwund des nasalen maculären Bündels; Degeneration des nasalen peripheren Bündels; Destruktion der temporalen Faserbündel. Linker Opticus: nasales peripheres Bündel degeneriert; temporales und nasales maculäres Bündel erhalten. Alteration beider Geniculata externa, diesen Läsionen entsprechend. Radiatio cellularum gigantium und Radiatio optica erhalten. Frontalschnitte.

X. *Fall 38470* (Abb. 99, 100, 101, 102, 103, 110). Posttraumatischer Absceß im linken Occipitallappen; dreijährige Entwicklung. Zerstörung der linken Calcarinarinde und der linken Radiatio optica. Homonyme Hemianopsie, die durch die Macula hindurchgeht. Ödem beider Papillen. Sehnerven, Chiasma und Tractus optici vollständig normal. Totaler Ganglienzellenschwund, mit Ausnahme der Riesenzellen im linken Geniculatum externum. Fettdegeneration der linken Radiatio optica. Rechts optisches System normal. Frontalschnitte.

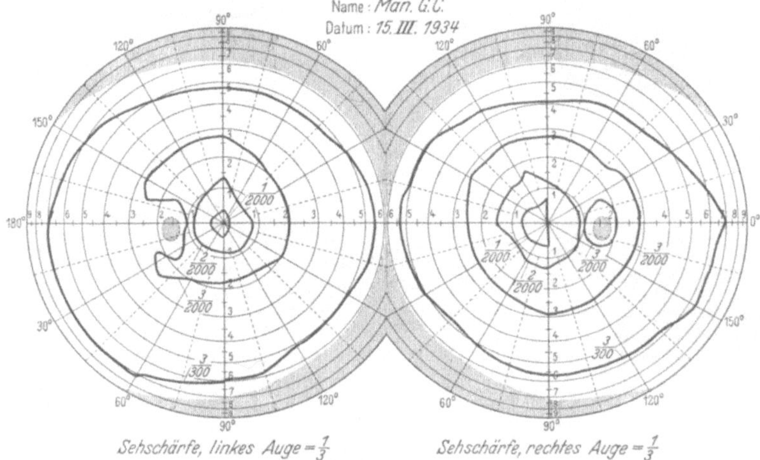

Abb. 122. Gesichtsfeld des Falles Nr. 60205. Rechtsseitige inkongruente Hemianopsie für die inneren Isopteren.

XI. *Fall Otopich* (Abb. 85, 86, 116, 117). Metastase eines Osteosarkoms im rechten Bulbus oculi bei einem 18 Monate alten Kind. Tod erfolgte 4 Monate nach der Exstirpation des rechten Auges. Fettdegeneration der entsprechenden Faserbündel im rechten Opticus, im Chiasma und in beiden Tractus optici. Alternierende Degeneration der Schichten des Geniculatum externum (Abb. 116, 117). Radiatio cellularum gigantium intakt. Riesenzellen der dorsalen 5. Schicht rechts zusammen mit der 2. und 4. Schicht atrophiert, während links die ventrale 5. zusammen mit der 1. und 3. Schicht degenerierte. Radiatio optica normal. Frontalschnitte.

XII. *Fall 49057*. Thalamisches Syndrom, Erweichungsherd im Bereiche des retrolentikulären Segments der linken Capsula interna. Augenhintergrund und Gesichtsfeld normal. Radiatio optica links und optisches System normal. Schwere Degeneration der Zipfelmütze nach PFEIFFER ohne Alteration der Sehfunktion und ohne Degeneration der Zellen des Geniculatum externum. Degeneration der Radiatio acustica und des thalamoparietalen Systems. Frontalschnitte.

XIII. *Fall 49575* (Abb. 118). Gliome in der Spitze des linken Temporallappens. Bilaterale Stauungspapille. Vergrößerung des blinden Fleckes mit quantitativer Perimetrie. Läsion des vorderen Teiles des Fasciculus longitudinalis inferior und der Strata sagittalia nach dem Ventrikel zu (s. Abb. 118). Keine Alteration in den Schichten des linken Geniculatum externum, weder in der Radiatio optica, noch in der Radiatio cellularum gigantium. Frontalschnitte.

XIV. *Fall 52060* (Abb. 33, 34, 35, 36). Hypernephrom, Metastase im Vermis des Cerebellum. Im Gesichtsfeld Vergrößerung des blinden Fleckes; Sehschärfe in beiden Augen: 1; optisches System normal. Longitudinalschnitte.

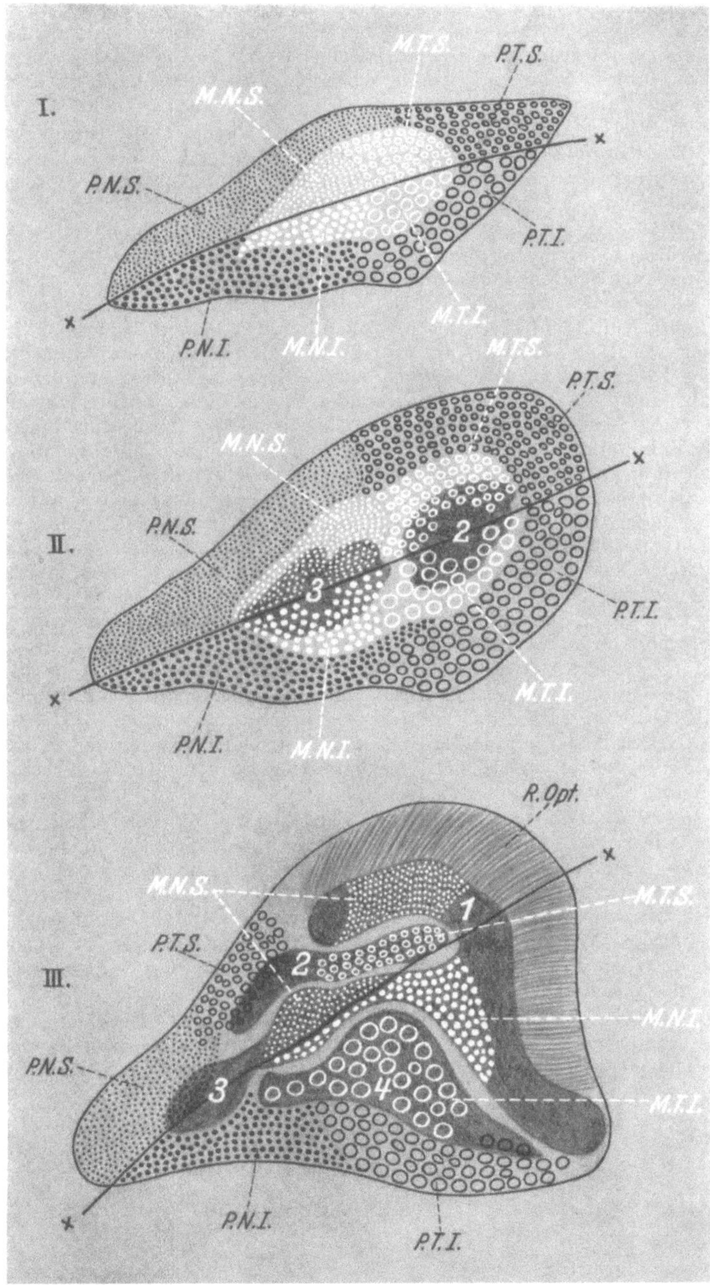

Abb. 123. I. Schema des linken Tractus opticus. ×——× schräge Ebene; *M. N. S.* oberes nasales maculäres Bündel; *M. N. I.* unteres nasales maculäres Bündel; *M. T. S.* oberes temporales maculäres Bündel; *M. T. I.* unteres temporales maculäres Bündel; *P. N. S.* oberes nasales peripherisches Bündel; *P. N. I.* unteres nasales peripherisches Bündel; *P. T. S.* oberes temporales peripherisches Bündel; *P. T. I.* unteres temporales peripherisches Bündel. II. Schema des frontalen Pols des linken Geniculatum externum. *2* 2. Schicht, *3* 3. Schicht; übrige Zeichenangaben wie in Schema I. III. Schema des frontalen Drittels des linken Geniculatum externum. *1* 1. Schicht, *2* 2. Schicht, *3* 3. Schicht, *4* 4. Schicht; *R. Opt.* Radiatio optica; die übrigen Zeichenangaben wie in Schema I.

XV. *Fall 55793* (Abb. 92). Thalamisches Syndrom, ausgedehnter Erweichungsherd im linken Parietallappen. Augenhintergrund normal, Gesichtsfeld konnte gewisser Umstände wegen nicht genommen werden. Läsion des Randes und der oberen Mitte der linken Radiatio optica. Schwere Degeneration der medialen und oberen Mitte des linken Geniculatum externum. Frontalschnitte.

XVI. *Fall 56461* (Abb. 109, 111). Tumor des Kleinhirnbrückenwinkels. Starke Stauungspapille; Vergrößerung des blinden Fleckes. Degeneration des rechten vestibulo-cochlearen Systems. Atrophie des Geniculatum internum. Optisches System normal. Radiatio cellularum gigantium intakt. Frontalschnitte.

XVII. *Fall 56661* (Abb. 80, 81). Acidophiles Adenom der Hypophyse. Augenhintergrund normal. Binasale Hemianopsie: links total, rechts im unteren Quadranten. Außerdem im rechten Auge relative Hemianopsie der inneren Isopteren im unteren temporalen Sektor (oberes nasales maculäres Bündel). In der Autopsie fanden wir, daß Chiasma und Sehnerven nach oben hauptsächlich und nach vorne durch den Tumor, der nicht zwischen den Sehnerven lag, verdrängt worden war, so daß das Chiasma einerseits durch den Tumor und andererseits durch den Arterienkreis komprimiert wurde; letzterer ist durch die A. cerebral ant. und die A. communic. ant. gebildet, und da diese sehr resistent sind, durchschneiden sie durch Druck die Nervenfasern des Chiasma. Diese Durchschneidung war nicht symmetrisch: links vollzog sie sich an der Eintrittsstelle des linken Opticus in das Chiasma, so daß die obere und äußere Fläche dieser Kreuzungsstelle durchschnitten erscheint; ohne in der Tiefe die nasalen maculären Fasern zu berühren, beschränkt sie sich auf die Läsion der temporalen Fasern. Rechts war der Einschnitt komplizierter und tiefer gehend; er befand sich an der Eintrittsstelle des Tractus opticus in das Chiasma und es erscheinen die rechten oberen temporalen Fasern, die rechten oberen nasalen maculären und ein großer Teil der linken nasalen peripheren Fasern durchgeschnitten. Eine diesen Faserbündeln entsprechende Degeneration in beiden Geniculata externa. Radiatio optica, Radiatio cellularum gigantium beiderseits normal. Frontalschnitte.

XVIII. *Fall 58211* (Abb. 119, 120, 121). Nebennierentumor, multiple Metastasen im Gehirn. Bilaterale Stauungspapille. Inkongruente Hemianopsie im rechten oberen Quadranten (Abb. 119). In Frontalschnitten (Serienschnitten) konnten wir feststellen, daß das optische System beiderseits normal war; nur im Bereiche der unteren Calcarinarinde fanden wir eine Metastase, welche den homolateralen und kontralateralen Abschnitt der Calcarina zerstört hatte (Abb. 120, 121).

XIX. *Fall 60205* (Abb. 113, 114, 122). Tuberkulom im Cerebellum. Ödem der Papille. Rechte inkongruente Hemianopsie durch primitive Läsion des linken Geniculatum externum (Abb. 122). Serienschnitte, Frontalschnitte der ganzen Sehbahn. Im linken Geniculatum externum eine arterielle Läsion (A. geniculata media), die in Keilform den zentralen Teil dieses Ganglions zerstörte. Der andere Teil der Sehbahn normal.

XX. *Fall 62658* (Abb. 75, 76). Exophthalmus und ophthalmische Neuralgie rechts. Atrophie der Papille. Einseitiges, zentrales Skotom (bis zu 30°). Operationsmaterial; Degeneration des maculären Faserbündels.

XXI. *Fall* 69063. Epiphysentumor. Bilaterale Amaurosis. Beiderseitige Stauungspapille. Pupillenstarre. Gliose der Radiatio cellularum gigantium nach Zerstörung der vorderen Vierhügel und der Commissura posterior. Teilweiser Zellenschwund in der 5. Schicht.

Namenverzeichnis.

Sachverzeichnis.

Druck der Universitätsdruckerei H. Stürtz A.G., Würzburg.

In die „Sammlung von Monographien aus dem Gesamtgebiete der Neurologie und Psychiatrie" sollen Arbeiten aufgenommen werden, die Einzelgegenstände aus dem Gesamtgebiete der Neurologie und Psychiatrie in monographischer Weise behandeln. Jede Arbeit bildet ein in sich abgeschlossenes Ganzes.

Die Sammlung wird den Abonnenten der *„Zeitschrift für die gesamte Neurologie und Psychiatrie"* und des *„Zentralblatt für die gesamte Neurologie und Psychiatrie"* zu einem Vorzugspreise geliefert.

Angebote und Manuskriptsendungen sind an einen der Herausgeber, Professor Dr. O. FOERSTER, Breslau oder Professor Dr. E. RÜDIN, München oder Professor Dr. H. SPATZ, Berlin, erbeten.